中等卫生职业学校护理专业创新教材

BING YUAN SHENG WU YU MIANYIXUE JICHU

病原生物与免疫学基础

（可供中职、中专护理专业及医学技术类相关专业使用）

主　编　齐永长

副主编　高　义

编　者

孙庆安（安徽省宿州卫生学校）

齐永长（安徽省芜湖地区卫生学校）

张文霞（安徽省滁州卫生学校）

张少春（安徽省淮南卫生学校）

高　义（安徽省六安卫生学校）

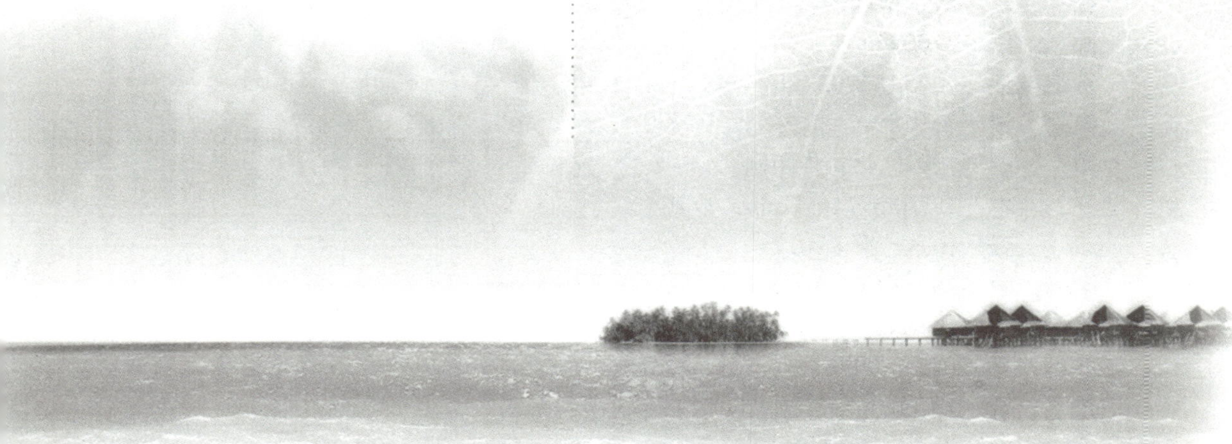

东南大学出版社

·南京·

内容提要

本书主要介绍医学微生物概述、细菌概述、医学免疫学基础、常见病原菌、病毒概述、常见病毒、其他微生物、人体寄生虫概述、常见人体寄生虫、实验指导等。

本书内容简练、重点突出、编排新颖，符合中职学生知识水平和心理、生理特点。为了帮助学生通过执业护士资格考试，本书除内容突出重点外，书后还附有两套模拟试卷。

本书可供中职、中专护理专业和医学技术类相关专业使用。

图书在版编目(CIP)数据

病原生物与免疫学基础／齐永长主编，高义副主编．—南京：东南大学出版社，2009.6（2018.3重印）

中等卫生职业学校护理专业创新教材

ISBN 978－7－5641－1699－6

Ⅰ．病…　Ⅱ．齐…　Ⅲ．①病原生物－专业学校－教材 ②医药学：免疫学－专业学校－教材　Ⅳ．R37　R392

中国版本图书馆 **CIP** 数据核字（2009）第 092939 号

病原生物与免疫学基础

出版发行	东南大学出版社
出 版 人	江建中
社　　址	南京市四牌楼 2 号
邮　　编	210096
责编电话	（025）83793328
经　　销	新华书店
印　　刷	江苏徐州新华印刷厂
开　　本	787mm×1092mm　1/16
印　　张	10.5　彩页 0.25
字　　数	262 千字
版　　次	2018 年 3 月第 1 版第 6 次印刷
书　　号	ISBN　978－7－5641－1699－6
定　　价	22.00 元

＊ 凡因印装质量问题，可直接向读者服务部调换。电话：025 — 83792328

《中等卫生职业学校护理专业创新教材》
编委会名单

序

改革开放30年来，我国医学教育不断改革发展，为我国医疗卫生服务水平的不断提高培育了大量人才，做出了突出贡献。其中，护理教育的改革与发展亦取得了显著的成绩。多层次较为完善的护理教育体系的建立，在护理人才培养与促进我国医疗卫生服务水平的不断提高中发挥了重要的作用。中专护理教育是我国护理教育体系一个重要的组成部分，经历了多次教育理念与教学模式的改革，形成了自身的教育教学规律和特点。作为中等职业教育，目前中专护理专业的生源主要是应届初中毕业生。如何按照国家制定的培养目标，适应卫生事业发展对护理人才的要求，通过多种手段，培养出合格的中专护理专业技术人才，是现阶段中等卫生学校护理专业教育教学改革的重要内容，各地都在探讨和研究。

为了切实贯彻党中央和国务院关于大力发展职业教育的指示精神，将职业教育与就业教育紧密联系起来，努力将中专护理人才培养成为“具有一定科学文化素养，德智体美全面发展，具有良好的职业素质、人际交往与沟通能力，熟练掌握专业操作技能，能在各级医疗卫生机构工作的技能型、服务型的高素质劳动者”。近年来，安徽省一些长期在中等卫校工作，具有多年中专护理管理和教学经验的领导、教师，一直在研究和探索如何进一步加强护理专业技术人才的培养。其中，加强教材建设，编写出既符合国家制定的培养目标要求，又适用于现阶段中专护理专业教学实际与学生状况的中专护理教材，是一个重要的方面。安徽省中等卫校的骨干教师，共同编写的这套“中等专业卫生职业学校护理专业创新教材”，是以全国卫生职业教育教学指导委员会2007年编制的新一轮《全国中等职业教育教学计划和教学大纲》为主要依据，按照中专护理专业培养目标的总体要求，注重护理专业基础知识的学习、实践技能的训练和综合素质的培养，努力寻求编写成适合中专护理专业学生使用的，充分体现职教特色、贴近学生社会就业、能调动学生学习积极性、有一定创新性的专业教材，以适应中等护理教育改革与发展的需要。

针对中专护理专业的职业基础课和职业技术课，“中等卫生职业学校护理专业创新教材”共有基础、专业和选修课程三个模块16门，主要供中专护理专业使用，其中的部分职业基础课教材和选修课教材也可供其他中专相关医学专业选择使用。基础课程模块教材包括《人体解剖学基础》、《生理学基础》、《生物化学基础》、《病原生物与免疫学基础》、《病理学基础》、《药物应用护理》、《护理礼仪与人际沟通》7本；专业课程模块教材包括《护理学基础》、《健康评估》、《内科护理》、《外科护理》、《妇产科护理》、《儿科护理》、《五官科护理》、《心理与精神护理》8本；选修课程模块教材为《中等卫生职业学校护理专业选修课教程》1本，内容包括医学遗传学基础、预防医学与健康教育基础、营养与膳食、老年护理、急救护理、社区护理、康复护理、ICU护理、护理伦理学基础、护理管理学基础、医学文献检索、护士执业资格考试简介等12个方面。在教材编写过程中，力求做到综合素质为基础，能力为本位，适应毕业后就业需要与基层工作需要，并为今后发展奠定初步基础。能否达到上述目的，还有待于使用后的效果与科学的评价。

作为中等卫生职业学校护理专业创新教材的首次尝试，由于编者水平和经验等的限制，教材肯定会有不少不足之处，也请使用这套教材和关心中专护理教育的师生、读者等批评指正，提出宝贵意见。

全国卫生职业教育教学指导委员会主任委员 [signature]

2009年6月

前　言

本教材的编写是以卫生职业教育指导委员会编制的新一轮《全国中等职业教育教学计划和大纲》(2007年5月出版)为主要依据,遵循"以服务为宗旨、以就业为导向、以岗位需求为标准"的职业教育办学指导思想,紧紧围绕"培养具有一定科学文化素养,德智体美全面发展,具有良好的职业素质、人际交往与沟通能力,熟练掌握专业操作技能,能在各级卫生机构工作的技能型、服务型的高素质劳动者"的培养目标,紧密联系执业护士资格考试的需要,在现有中职护理专业教材的基础上,力求体现教师易教,学生易学,方便学生参加执业护士资格考试。

教材内容的选择,兼顾新一轮教学大纲及教材的编写原则,即注重教材的思想性、科学性,体现教材的先进性、启发性和适用性。本教材编写有如下特色:①教材内容:以够用为原则,突出专业实用性。病原生物部分突出常见病原微生物和人体寄生虫,其他内容列表归纳;免疫学基础部分突出专业需要的基本知识点,对于复杂的理论、机理或机制等内容,化繁为简或删繁就简,适当降低了知识难度。②章节编排:在保留传统编排格式的基础上,作了适当调整。根据由浅入深、循序渐进的教学原则,将免疫学基础内容安排在细菌概述之后。对与相关学科(如护理学基础及主要临床护理学)联系较密切的教学内容,如化学消毒剂分类、医院感染、超敏反应等内容,进行适当补充或调整。对人体寄生虫部分取舍幅度较大,淡化了知识的系统性,强化了知识的重要性,在保留常见人体寄生虫内容的基础上,对教学内容进行了重新编排,突出人体寄生虫的生活史要点、致病性与防治原则,其余内容尽可能简化处理。③编排体例:兼顾中职学生的认知水平和学习兴趣,教材中穿插安排了与教学内容相关的"小贴士",其内容广泛、生动、有趣,涵盖了预习导学、名人轶事(人物介绍)、科学发明、发展简史、知识探究、思考交流、学习建议等集知识性、趣味性于一体的教学拓展内容，可激发学生的学习兴趣和求知欲望。教材文、图、表并茂，简明扼要，通俗易懂，且通过“小贴士”的有机串联，明显提升了教材的趣味性与可读性。教材最后，根据学期教学检测的需要，备有两套阶段测试题（与教材前后部分内容相对应），供教师教学测试或学生自测用，便于学生掌握重点内容及巩固所学的知识。④适用范围：本教材主要供初中起点的三年制中等职业学校的护理类及医学相关类专业使用。

本教材在编写过程中参考了不同版本的本科、专科、中职相关教材及有关部门提供的信息资料，在此谨向各位教材的编写专家以及提供信息资料的相关部门表示衷心的感谢。

由于编者水平有限，加之编写时间仓促，书中难免有疏漏或不足之处，敬请广大师生和同仁批评指正。

齐永长
2009年4月

目　录

第一章 医学微生物概述

是谁惹的祸？

生活中常常看到食物变质的现象，如吃剩的面包发霉了、久置的饭菜变馊了等；脏兮兮的手没有洗净就去拿东西吃，吃后容易拉肚子；平时不小心碰破了皮肤，如果不去理会的话，破损处有可能会化脓感染，如此等等现象都是微生物从中捣的鬼。由此可见，微生物无处不在、无时不有，与人类的生活及生命活动息息相关，只是人们肉眼看不见而已。

第一节 微生物的概念及种类

微生物是一大类肉眼直接看不见，必须借助光学显微镜或电子显微镜放大数百倍、数千倍，甚至数万倍才能观察到的微小生物。它们具有体型微小、结构简单、种类繁多、分布广泛、繁殖迅速、容易变异等特点。

微生物种类繁多，有数十万种以上。按其结构、组成等差异，可分为三大类：

1. 非细胞型微生物　是最小的一类微生物。没有完整的细胞结构，缺乏产生能量的酶系统，只能在活细胞内增殖，如病毒。

2. 原核细胞型微生物　仅有原始核，无核膜和核仁；无完整的细胞器。这类微生物包括细菌、支原体、衣原体、立克次体、螺旋体和放线菌。

3. 真核细胞型微生物　细胞核分化程度高，有核膜和核仁，有完整的细胞器，如真菌。

各类微生物结构、组成比较见表 1－1。

表 1－1　各类微生物结构、组成比较

微生物类型	细胞结构	细胞核特点	细胞器	种　类
非细胞型微生物	无	仅有 DNA 或 RNA	无	病毒
原核细胞型微生物	有	DNA 和 RNA 同时存在，无核膜和核仁	不完整，仅有核糖体	细菌、支原体、衣原体、立克次体、螺旋体和放线菌
真核细胞型微生物	有	DNA 和 RNA 同时存在，有核膜和核仁	完整	真菌

第二节　微生物与人类的关系

微生物在自然界中分布极为广泛。土壤、水、空气等都有数量不等、种类不同的微生物存在，以土壤中微生物最多；在人类和动、植物的体表以及人和动物与外界相通的腔道（如呼吸道、消化道等腔道）中，亦有大量微生物分布。

第一个发现微生物的人—— 列文虎克

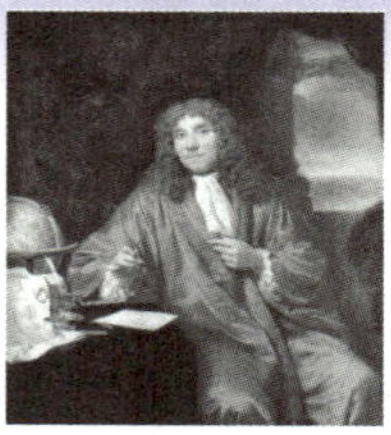

世界上第一个观察到微生物的是荷兰人列文虎克（Antony van Leeuwenhoek，1632—1723）。他于 1676 年用自磨镜片，创制了一架能放大 266 倍的原始显微镜，用它检查牙垢、雨水、井水、植物浸液、粪便等，发现其中有许多运动着的“微小动物”，即现在所说的“微生物”，并用文字和图画科学记载了人类最早看见的“微生物”——细菌的不同形态（球状、杆状和螺旋状等），为微生物的存在提供了科学依据。

1. 微生物的有利一面　绝大多数微生物对人类和动物、植物是有益的，有些还是必需的。①参与自然界中物质循环：如土壤中的微生物能将死亡动、植物蛋白质转化为无机含氮化合物，供植物生长需要；空气中的游离氮，只有依靠固氮菌作用后才能被植物吸收，而植物又为人类和动物所用。因此，没有微生物，植物就不能生长，人和动物也难以生存。②农业方面：应用微生物制造菌肥、植物生长激素等，还可利用微生物来杀死植物害虫。③工业方面：微生物广泛应用于食品、皮革、纺织、石油、化工、冶金等行业。④医药方面：可选用微生物制造抗生素、维生素、疫苗等，用于疾病的防治。⑤环保工程方面：利用微生物来降解污水中的有机磷、氰化物等有害物质。⑥生命科学方面：如利用微生物作为基因载体生产胰岛素、干扰素等生物制品，等等。

2. 微生物的有害一面　少数微生物具有致病性，能引起人类和动、植物的疾病，这些具有致病作用的微生物称为病原微生物。

医学微生物学主要研究与医学有关的病原微生物的生物学特性、致病性与免疫性、特异性检查及防治原则等，以控制和消灭感染性疾病和与之有关的免疫性疾病，达到保障和提高人类健康水平的目的。

（齐永长）

第二章 细菌概述

广义的细菌与狭义的细菌

细菌是属原核生物界的一种单细胞微生物，有广义和狭义两种范畴。广义的细菌泛指各类原核细胞型微生物，包括细菌、放线菌、支原体、衣原体、立克次体和螺旋体。狭义的细菌则专指其中数量最大、种类最多、致病最广、具有典型代表性的细菌，为本章讨论的对象。了解细菌的形态、结构及生理活动等基本生物学性状，对研究细菌的致病性与免疫性、鉴别细菌、消毒灭菌、细菌感染性疾病的诊断与防治等均有重要的理论和实际意义。

第一节 细菌的形态与结构

一、细菌的大小与形态

（一）细菌的大小

细菌个体微小，常用光学显微镜来观察，一般以微米（μm）为测量单位（1 μm＝1/1 000 mm）。不同种类的细菌大小不一，多数球菌直径约为 1 μm，中等大小的杆菌长 2～3 μm，宽 0.3～0.5 μm。

（二）细菌的形态

细菌的基本形态有球形、杆形和螺形三种，据此可将细菌分为球菌、杆菌和螺形菌三大类（图 2－1）。

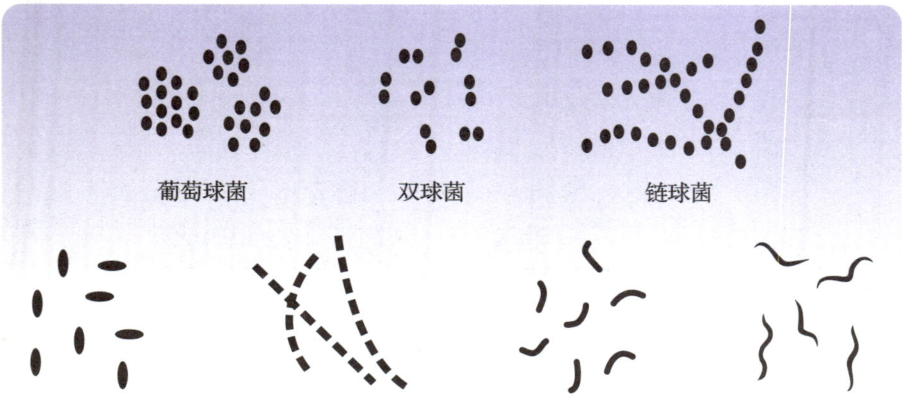

图 2-1　细菌的基本形态示意图

1. 球菌　细菌呈球形或近似球形。根据细菌分裂的平面和分裂后排列的方式不同可分为双球菌、链球菌和葡萄球菌等。

(1) 双球菌：细菌在一个平面上分裂，分裂后成双排列，如肺炎链球菌、脑膜炎奈瑟菌。

(2) 链球菌：细菌在一个平面上分裂，分裂后成链状排列，如乙型溶血性链球菌。

(3) 葡萄球菌：细菌在多个不规则的平面上分裂，分裂后菌体堆积在一起呈葡萄状排列，如金黄色葡萄球菌。

2. 杆菌　各种杆菌的大小、长短、粗细差异较大。杆菌形态多数呈直杆状，少数菌体微弯；细菌排列多数分散存在，少数呈链状排列，因此可分球杆菌、棒状杆菌、分枝杆菌及链杆菌等。

3. 螺形菌　菌体弯曲，可分为两类。

(1) 弧菌：菌体只有一个弯曲，呈弧状，如霍乱弧菌。

(2) 螺菌：菌体有数个弯曲，如鼠咬热螺菌。有的菌体细长弯曲呈弧形或螺旋形，称为螺杆菌，如幽门螺杆菌。

二、细菌的结构

(一) 细菌的基本结构

所有细菌都具有的结构称为细菌的基本结构，包括细胞壁、细胞膜、细胞质和核质。

1. 细胞壁　位于细菌细胞膜外的一层坚韧而有弹性的膜状结构。其主要功能有：①维持细菌的固有外形；②抵抗低渗环境；③参与细胞内外物质交换；④具有免疫原性。

根据革兰染色法染色结果不同，可将细菌分为两大类，即革兰阳性菌(G^+菌)和革兰阴性菌(G^-菌)。细菌细胞壁的化学组成比较复杂，其基本成分为肽聚糖，又称黏肽，并为两类细菌细胞壁所共有。但两类细菌细胞壁的结构和化学组成有明显差异(表 2-1)。

(1) 革兰阳性菌细胞壁：革兰阳性菌细胞壁由肽聚糖和磷壁酸组成。其中肽聚糖厚而致密，为三维立体网状结构，占细胞壁干重的50%～80%。凡能破坏肽聚糖结构或抑制其合成的物质，均能损伤细胞壁而使细菌变形或裂解。如溶菌酶、青霉素分别能破坏肽聚糖结构和抑制肽聚糖的合成，因而对革兰阳性菌均有杀灭作用。磷壁酸是革兰阳性菌特有成分，是革兰阳性菌重要的表面抗原，与细菌致病性有关。

(2) 革兰阴性菌细胞壁：革兰阴性菌细胞壁由肽聚糖和外膜组成。肽聚糖含量较少，占细胞壁干重的10%～15%；结构薄而疏松，为二维平面网状结构。肽聚糖外有较厚的外膜结构，是革兰阴性菌细胞壁主要结构。外膜由内向外依次为脂蛋白、脂质双层和脂多糖，其中脂多糖是革兰阴性菌的内毒素，与细菌的致病性有关。

表 2-1　革兰阳性菌和革兰阴性菌细胞壁比较

细胞壁	革兰阳性菌	革兰阴性菌
强度	较坚韧(三维立体网状结构)	较疏松(二维平面网状结构)
厚度	厚，20～80 nm	薄，10～15 nm
肽聚糖层数	多，15～50层	少，1～3层
肽聚糖含量	高，占胞壁干重的50%～80%	低，占胞壁干重的10%～15%
磷壁酸	有	无
外膜	无	有

2. 细胞膜　位于细胞壁的内侧，为紧包着细胞质的具有弹性的生物膜。其化学组成、基本结构及主要功能与其他生物细胞膜基本相同。

3. 细胞质　细胞质是细胞膜包裹的胶状物质。基本成分是水、蛋白质、脂类、核酸及少量的糖和无机盐。细胞质中含有许多重要结构。

(1) 核糖体：核糖体是细菌合成蛋白质的场所，游离于细胞质中，每个细菌体内可达数万个，其化学成分为RNA和蛋白质。细菌与人的核糖体结构不同，如链霉素和红霉素能与细菌核糖体结合，干扰细菌蛋白质合成，从而杀死细菌，但这些药物对人类的核糖体则无作用。

(2) 质粒：是细菌染色体外遗传物质，为闭合环状双链DNA。其主要特性有：①携带遗传信息，控制细菌某些特定的遗传性状；②能自我复制传给子代；③能通过接合或传导方式在细菌之间传递。医学上重要的质粒有耐药质粒(R质粒)、致育质粒(F质粒)等，分别决定细菌耐药性形成、性菌毛生成等。

(3) 胞质颗粒：细菌细胞质中含有多种颗粒，多数为细菌营养贮藏物。某些细菌(如白喉棒状杆菌)细胞颗粒中有一种主要成分为RNA和多偏磷酸盐的颗粒，其嗜碱性强，经染色后颜色明显不同于菌体的其他部位，称为异染颗粒，有助于鉴别细菌。

4. 核质　细菌是原核细胞，无核仁和核膜，故称为核质或拟核。细菌的核质由单一密闭环状DNA分子反复卷曲、盘绕而成，是细菌生长繁殖、遗传变异的物质基础。

(二) 细菌的特殊结构

细菌的特殊结构是指某些细菌特有的结构，包括荚膜、鞭毛、菌毛和芽胞。

1. 荚膜　荚膜是某些细菌分泌并包绕在细胞壁外的一层黏液性物质。普通染色法荚膜不易着色，在光学显微镜下只能看见菌体周围有一圈未着色的透明圈(图 2－2)。用特殊染色法可将荚膜染成与菌体不同的颜色。荚膜的化学成分因菌种而异，多数细菌的荚膜成分为多糖，如肺炎链球菌等。

荚膜形成的意义：①抗吞噬作用；②抗有害物质(如抗菌药物等)的损伤作用；③黏附作用，与致病有关；④具有免疫原性，可作为细菌鉴定和分型的依据。

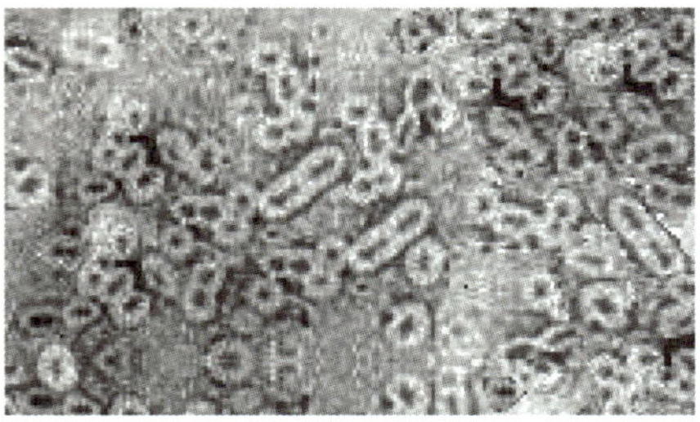

图 2－2　细菌的荚膜

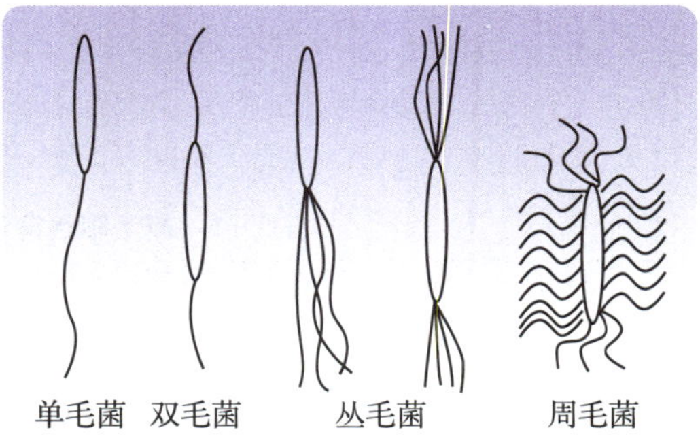

图 2－3　细菌鞭毛的类型示意图

2. 鞭毛　鞭毛是某些细菌菌体上附着的细长呈波状弯曲的丝状物。经特殊的鞭毛染色后光学显微镜下可见。根据鞭毛的数量和部位，可将鞭毛菌分成单毛菌、双毛菌、丛毛菌、周毛菌四种(图 2－3)。

鞭毛的意义：①鞭毛是细菌的运动器官，有鞭毛的细菌能够运动，无鞭毛的细菌不能运动；②鞭毛的化学成分是蛋白质，具有免疫原性，通常称为 H 抗原，可鉴别细菌；③有些细菌(如霍乱弧菌、空肠弯曲菌等)的鞭毛与细菌黏附及致病性有关。

3. 菌毛　菌毛是许多革兰阴性菌和少数革兰阳性菌菌体表面存在的比鞭毛细短而直硬的丝状物，只能在电子显微镜下观察到。菌毛与细菌的运动无关，按其功能分为普通菌毛和性菌毛两类：①普通菌毛：遍布菌体表面，每个细菌可有数百根。普通菌毛具有黏附作用，与细菌的致病性有关；②性菌毛：仅见于少数革兰阴性菌，数量少，一个细菌只有 1～4 根。带有性菌毛的细菌称为雄性菌(F^+ 菌)，无性菌毛的细菌称为雌性菌(F^- 菌)。性菌毛能在细菌之间传递某些遗传信息，如细菌的耐药性质粒等可通过此方式传递。

4. 芽胞　芽胞是某些细菌在一定环境条件下，细胞质脱水浓缩，在菌体内形成的一个圆形或卵圆形小体。产生芽胞的细菌都是革兰阳性菌，主要包括芽胞杆菌属(炭疽芽胞杆菌等)和梭菌属(破伤风梭菌等)。芽胞壁厚，不易着色，需经特殊染色后才能在光学显微镜下观察到。芽胞是细菌在不良环境下形成的一种休眠形式，不是细菌的繁殖方式。芽胞形成后，细菌即失去繁殖能力。当环境适宜时，芽胞即可发芽，形成新的菌体(繁殖体)。一个细菌只形成一个芽胞，一个芽胞发芽也只能发育为一个繁殖体。

芽胞形成的意义：①芽胞的大小、形状和在菌体中的位置随菌种而异，可用于鉴别细菌(图 2－4)；②芽胞对热、干燥、辐射、化学消毒剂等理化因素均有很强的抵抗力，消毒灭菌时，应以芽胞是否被杀死作为判断灭菌效果的指标。

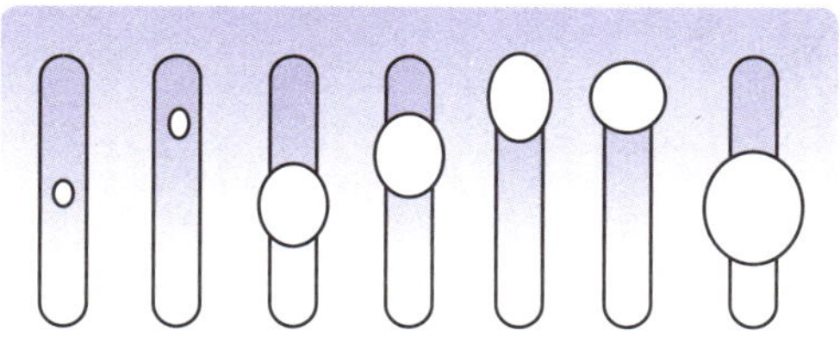

图 2-4 细菌芽胞形态、大小和位置示意图

三、细菌的形态检查

细菌的形态检查法可分为不染色标本检查法和染色标本检查法。

（一）不染色标本检查法

细菌标本不经染色直接镜检，可观察活菌的形态、大小和运动情况等，常用方法有悬滴法或压滴法。

（二）染色标本检查法

细菌标本经染色后，细菌的外形与某些结构在光学显微镜下可清楚观察。细菌的染色方法很多，常用的有革兰染色法和抗酸染色法。

1. 革兰染色法

(1) 具体方法：标本涂片固定→结晶紫初染→碘液媒染→95%乙醇脱色→稀释复红复染。

(2) 镜检结果：染成紫色的为革兰阳性菌，染成红色的为革兰阴性菌。

(3) 意义：①鉴别细菌；②选择药物；③了解细菌的致病性。

2. 抗酸染色法 用于鉴别抗酸与非抗酸性细菌。①具体方法：标本涂片固定→5%石炭酸复红加温染色→3%盐酸乙醇脱色→美蓝复染；②镜检结果：抗酸性细菌，如结核分枝杆菌、麻风分枝杆菌等不被脱色染成红色，非抗酸性细菌则染成蓝色。

第二节 细菌的生长繁殖与变异

细菌的生长繁殖与环境条件密切相关，条件适宜时，细菌的生长繁殖与代谢旺盛；条件发生改变时，细菌的生命活动将受到抑制甚至死亡。研究细菌生长繁殖的规律，有利于细菌感染性疾病的诊断、治疗及预防。

一、细菌的生长繁殖

（一）细菌生长繁殖的条件

1. 营养物质　一般细菌需要的营养物质包括水分、碳源（如糖类）、氮源（如蛋白质）和无机盐类（如铁、钾、钙），有些还需要生长因子，如B族维生素、某些氨基酸等。

2. 酸碱度　大多数病原菌最适酸碱度为pH 7.2～7.6，个别细菌，如霍乱弧菌适宜pH 8.4～9.2，结核分枝杆菌适宜pH 6.5～6.8。

3. 温度　大多数病原菌生长最适温度与人体体温相同，为37℃。

4. 气体　细菌生长繁殖需要的气体主要是氧气和二氧化碳。根据细菌对氧的需要与否，将细菌分为四类：①专性需氧菌：仅能在有氧环境下生长，如结核分枝杆菌、霍乱弧菌；②专性厌氧菌：只能在无氧环境中生长，如破伤风梭菌；③兼性厌氧菌：在有氧或无氧环境中都能生长，但以有氧时生长较好，大多数病原菌属于此类；④微需氧菌：在低氧压（5%～6%）环境中生长最好，氧浓度大于10%对其有抑制作用，如空肠弯曲菌、幽门螺杆菌。

（二）细菌的繁殖方式与速度

细菌以无性二分裂方式繁殖，多数细菌繁殖速度较快，20～30分钟可繁殖一代，少数细菌繁殖速度较慢，如结核分枝杆菌繁殖一代需18～20小时。

（三）细菌的人工培养

1. 培养基　是指人工配制的适合细菌生长繁殖的营养物质制品。按组成和用途不同可分为基础培养基、营养培养基、选择培养基、鉴别培养基和厌氧培养基；按物理性状可分为液体培养基、固体培养基和半固体培养基。

2. 细菌在培养基中的生长现象　将细菌接种于适宜的培养基中，一般经37℃培养18～24小时后，可出现肉眼可见的不同生长现象。

(1) 液体培养基中的生长现象：细菌在液体培养基中可出现以下三种生长现象：①浑浊生长：大多数细菌属于此类；②沉淀生长：少数呈链状生长的细菌可出现沉淀生长现象；③表面生长：专性需氧菌（如枯草芽胞杆菌、结核分枝杆菌等）在液体表面呈表面生长，常形成菌膜。在临床医疗实践中，各种注射用药液的性状若出现上述任何一种现象，则药液有可能被细菌污染，不能使用。

(2) 固体培养基中的生长现象：细菌在固体培养基上生长可形成菌落。菌落是由单个细菌生长后形成的肉眼可见的细菌集团。菌落的大小、形状、颜色、边缘、透明度、湿润度以及在血平板上的溶血情况等可因细菌的种类和培养基的不同存在差异，以此可初步鉴别细菌。固体培养基表面许多菌落融合在一起，称为菌苔。

(3) 半固体培养基中的生长现象：将细菌接种于半固体培养基中，有鞭毛的细菌沿穿刺线向周围扩散，呈羽毛状或云雾状浑浊生长；无鞭毛细菌只沿穿刺线生长，周围培养基清澈透明。借此可检测细菌的动力。

3. 人工培养细菌的意义　①病原学诊断；②细菌的鉴定与研究：如研究细菌的生物学性状、致病性、耐药性等；③生物制品的制备：如研制疫苗、类毒素、抗毒素、诊断菌液等；④基因工程中的应用。

二、细菌的代谢产物

细菌的生长繁殖过程实际上就是其新陈代谢的过程，包括合成代谢和分解代谢，其中所形成的相应代谢产物在医学上具有重要意义。

（一）与致病有关的代谢产物

1. 热原质　大多是由革兰阴性菌合成的一种致热物质，极微量注入人或动物体内即能引起发热反应，故又称为致热原。革兰阴性菌产生的热原质是其细胞壁中的脂多糖，即内毒素。热原质耐高温，高压蒸汽灭菌（121.3℃，20 分钟）不能将其破坏，玻璃器皿需经加热180℃ 4 小时或 250℃ 45 分钟才能破坏热原质。在制备和使用生物制品、注射液、抗生素等过程中应严格无菌操作，防止细菌污染，保证无热原质存在。

2. 毒素　毒素是病原菌在代谢过程中合成的对机体有毒害作用的物质，包括内毒素和外毒素。

3. 侵袭性酶　侵袭性酶是某些病原菌产生的重要致病物质，能损伤机体组织，促进细菌的侵袭、扩散。如金黄色葡萄球菌产生的血浆凝固酶等。

（二）与治疗有关的代谢产物

1. 抗生素　某些微生物代谢过程中产生的一类能抑制或杀死其他微生物或肿瘤细胞的物质。抗生素大多由放线菌和真菌产生，由细菌产生的，只有多黏菌素、杆菌肽等。

2. 维生素　细菌能合成某些维生素，除供自身需要外，还能分泌至周围环境中。如人体肠道内的大肠埃希菌，能合成 B 族维生素和维生素 K，可被人体吸收利用。

（三）与鉴别细菌有关的代谢产物

1. 色素　某些细菌能产生不同颜色的色素，有助于鉴别细菌。细菌的色素有两类：①水溶性色素：能弥散至培养基或周围组织，如铜绿假单胞菌产生的色素使培养基或感染的脓汁呈绿色；②脂溶性色素：不溶于水，只存在于菌体，使菌落显色而培养基颜色不变，如金黄色葡萄球菌产生的金黄色色素。

2. 细菌素　某些细菌产生的仅对近缘菌株有抗菌作用的蛋白质，无治疗意义。但由于细菌素具有种和型的特异性，可用于细菌分型和流行病学调查。

3. 糖与蛋白质的分解代谢产物　各种细菌所具有的酶不完全相同，对糖、蛋白质的分解能力亦不同，因而产生的代谢产物也有别。据此，可利用生物化学方法来鉴别不同的细菌，即为细菌的生化反应试验。如大肠埃希菌能分解葡萄糖和乳糖产酸并产气；伤寒沙门菌只能分解葡萄糖不能分解乳糖，只产酸不产气。

三、细菌的变异

细菌的形态结构、新陈代谢、致病性、免疫性和对药物的敏感性等生物学性状都是由细菌的遗传物质所决定的。这些生物学性状在子代与亲代之间表现相对稳定称为遗传。在一定条件下，若子代与亲代之间以及子代与子代之间的生物学性状出现差异则称为变异。遗传使细菌的种属性状保持相对稳定；而变异可使细菌产生新的变种，有利于物种的发展和进化。

（一）常见的细菌变异现象

1. 形态结构的变异　细菌的形态、大小及结构受外界环境条件的影响可发生变异。鼠疫耶氏菌在含 3%～6%氯化钠培养基中，其形态由球杆状变为球状、哑铃状、棒状等；细菌在青霉素、补体和溶菌酶等因素影响下，细胞壁合成受阻，变成 L 型细菌（细胞壁缺陷细菌）；有些细菌变异后可失去特殊结构，如有鞭毛的伤寒沙门菌变异后可失去鞭毛，称为 H－O 变异；变异的肺炎链球菌可失去荚膜，其毒力也随之下降。

2. 毒力变异　细菌的毒力变异可表现为毒力增强或减弱。如白喉棒状杆菌感染 β－棒状杆菌噬菌体后，由无毒株变成有毒株。1908 年，法国的两位科学家卡尔美(Calmette)和介林(Guerin)历经 13 年时间，将有毒的牛型结核分枝杆菌在含有胆汁、甘油、马铃薯的培养基上连续 230 代传代接种，研制成了毒力减弱而保留其免疫原性的变异株，即卡介苗(bacillus of Calmette Guerin，BCG)，用于预防结核病。

3. 耐药性变异　细菌对某种抗菌药物由敏感变成耐药的变异，称为耐药性变异。自临床上抗生素广泛应用以来，耐药菌株逐年增多，甚至出现多重耐药菌株，给临床治疗带来很大困难。

近代微生物学和免疫学的奠基人——巴斯德

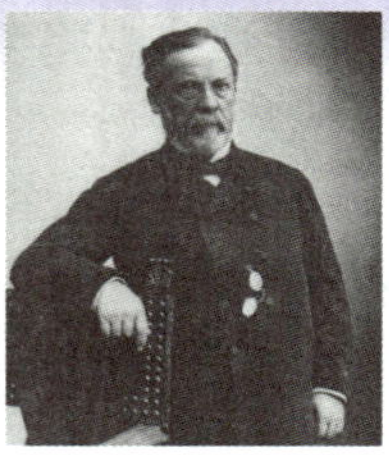

巴斯德·路易斯(Louis Pasteur，1822—1895)，法国微生物学家、化学家，近代微生物学的奠基人。一生进行了多项探索性的研究，取得了重大成果，是 19 世纪最有成就的科学家之一。其最主要成就是：①提出了发酵是微生物活动的结果，不同微生物引起不同类型的发酵，创立了发酵的生物学理论，他还用实验证明了食物与细菌接触才导致腐败，从而否定了自然发生说，并建立了至今还在使用的消灭酒及牛奶中杂菌的低温消毒技术即巴斯德消毒法；②发现了厌氧生活现象，即某些微生物能在无空气或无氧的条件下生存；③发明了一种人体免疫法，即病原菌在特殊的培养之下可以减轻毒力，使它们由病原菌变成减毒或无毒的防病疫苗。

（二）细菌变异的医学意义

1. 诊断方面　细菌由于变异可造成生物学性状不典型，常给细菌鉴定工作带来困难，需注意鉴别，避免造成诊断错误。

2. 治疗方面　细菌的耐药性变异给临床治疗带来很大困难。可通过合理使用抗生素、进行药物敏感试验选择有效药物等途径，有效防止耐药菌株的产生与扩散。

3. 预防方面　利用细菌毒力变异的原理，采用人工诱导变异的方法，使细菌的毒力减弱或消失，保留其免疫原性，制备成减毒活疫苗，用于某些传染病的预防。如卡介苗(BCG)用于结核病的预防。

4. 基因工程方面　根据细菌基因可转移重组并获得新的生物学性状的原理，将需要的目的基因通过质粒等载体转移到合适的细菌(工程菌)内,随着此细菌的繁殖而获得大量所需要的基因产物。如制备基因工程菌大量生产胰岛素、干扰素、生长激素、新型疫苗(如乙型肝炎疫苗)等生物制品。

第三节　细菌与外界环境

细菌及其他微生物广泛分布于自然界,也存在于正常人体的体表以及与外界相通的腔道中,如口腔、鼻咽腔、肠道、泌尿生殖道等。了解细菌及其他微生物的分布情况,充分认识它们与人类的关系,对保护环境、加强无菌观念、严格无菌操作、预防医院感染等具有重要意义。

一、细菌的分布

(一) 细菌在自然界的分布

1. 土壤中的细菌　土壤具备细菌生长繁殖的良好条件,所以土壤中含有大量的细菌及其他微生物。土壤中的细菌大多对人类有利,参与自然界的物质循环。土壤中病原菌主要来自人和动物的排泄物、垃圾以及死于传染病的人、畜尸体。进入土壤中的病原菌大多数容易死亡,只有能形成芽胞的细菌,如破伤风梭菌、产气荚膜梭菌、肉毒梭菌、炭疽芽胞杆菌等可在土壤中存活几年或几十年,可通过伤口侵入人体,引起创伤感染。此外,土壤中的病原菌还可成为水和空气污染的主要来源。

2. 水中的细菌　水也是细菌等微生物存在的天然环境,不同的水源细菌的种类和数量不同。水中的病原菌,如伤寒沙门菌、痢疾志贺菌、霍乱弧菌、钩端螺旋体等主要来自土壤、人和动物的排泄物及污染物。因此,搞好人畜粪便管理、保护水源和注意饮水卫生对防止消化道传染病有重要意义。

3. 空气中的细菌　空气中缺乏营养物质,且受日光照射,因此空气中细菌及其他微生物的种类和数量较少。空气中的细菌主要来源于尘埃、人和动物的呼吸道及口腔排泄物。不同的场所,空气中的细菌等微生物分布情况不一样,如室内空气中的细菌比室外多,尤其是人口密集的公共场所、医院病房、门诊等含有较多的病原菌,常见的有金黄色葡萄球菌、脑膜炎奈瑟菌、结核分枝杆菌、链球菌、白喉棒状杆菌等。空气中的病原菌可引起呼吸道传染病或伤口感染。此外,空气中的非病原菌,常可造成生物制品、药物制剂及培养基等的污染。因此,手术室、病房、制剂室、实验室等要经常进行空气消毒,以防止感染或污染。

(二) 细菌在正常人体的分布

1. 正常菌群的概念及分布　正常人体的体表及与外界相通的腔道中存在着不同种类和数量的细菌,这些细菌通常对人体有利无害,故称为正常菌群(表 2－2)。

表 2－2　人体常见的正常菌群

部　位	主要菌种
皮肤	葡萄球菌、类白喉棒状杆菌、大肠埃希菌、铜绿假单胞菌、丙酸杆菌、非致病性分枝杆菌、白假丝酵母菌等
外耳道	葡萄球菌、类白喉棒状杆菌、铜绿假单胞菌、非致病性分枝杆菌等
眼结膜	葡萄球菌、干燥棒状杆菌、非致病性奈瑟菌等
鼻咽腔	葡萄球菌、甲型和丙型链球菌、肺炎链球菌、流感嗜血杆菌、非致病性奈瑟菌、大肠埃希菌、铜绿假单胞菌、拟杆菌等
口腔	葡萄球菌、甲型和丙型链球菌、肺炎链球菌、非致病性奈瑟菌、类白喉棒状杆菌、螺旋体、白假丝酵母菌、放线菌、乳杆菌、梭菌等
胃	一般无菌
肠道	大肠埃希菌、产气肠杆菌、变形杆菌、铜绿假单胞菌、肠球菌、葡萄球菌、产气荚膜梭菌、破伤风梭菌、类杆菌、双歧杆菌、白假丝酵母菌等
阴道	乳杆菌、大肠埃希菌、白假丝酵母菌、葡萄球菌、类白喉棒状杆菌等
尿道	表皮葡萄球菌、白假丝酵母菌、类白喉棒状杆菌、乳杆菌、阴道棒状杆菌、大肠埃希菌等

2. 正常菌群的生理意义　正常菌群具有相对稳定性，即人体和正常菌群之间，菌群中各微生物之间以及正常菌群和人体与外界环境之间相互依存、相互制约，形成相对的生态平衡。一般情况下，正常菌群对机体不致病，有些还对人体产生有益的生理作用，主要包括生物拮抗作用、营养作用、免疫作用及促进代谢作用。此外还发现，正常菌群还具有一定的抗衰老及抑癌作用。

3. 正常菌群的病理意义　当正常菌群的相对稳定性被打破后，原来不致病的正常菌群也能引起疾病，因此，把这些细菌称为条件致病菌。正常菌群转变为条件致病菌的条件有：①寄居的部位改变：如大肠埃希菌从原寄居的肠道进入泌尿道，引起泌尿道感染，或因外伤、手术等进入腹腔、血流引起腹膜炎、败血症等；②免疫功能低下：如过度疲劳、大面积烧伤、慢性消耗性疾病、应用大剂量皮质激素、抗肿瘤药物、免疫抑制剂或放射治疗的病人，机体的免疫功能降低，细菌在体内乘机大量繁殖引起自身感染；③菌群失调：由于某些因素的影响，正常菌群中细菌的种类与数量发生较大的变化，称为菌群失调，严重的菌群失调使机体表现出一系列临床症状，称为菌群失调症，临床上又称其为二重感染。

二、消毒与灭菌

（一）基本概念

1. 消毒　指杀灭物体上或环境中病原微生物的方法。通常采用化学方法消毒，用以消毒的药品称为消毒剂。如用 75％乙醇消毒皮肤。一般消毒剂在常用的浓度下，只能杀死细菌的繁殖体，若要杀死芽胞，则需要提高消毒剂浓度并延长消毒时间。

2. 灭菌　指杀灭物体上所有微生物的方法。灭菌比消毒的要求高，杀灭包括芽胞在内的全部病原微生物和非病原微生物。常用物理方法灭菌，如用高压蒸汽灭菌法进行手术器械和敷料的灭菌。

3. 防腐 指防止或抑制微生物生长繁殖的方法。微生物一般不死亡。用以防腐的药品称为防腐剂。

4. 无菌及无菌操作 无菌是指不含活的微生物，多为灭菌的结果。防止微生物进入机体或物体的操作技术称为无菌操作或无菌技术。例如，进行外科手术，需防止细菌进入创口；进行微生物实验，要注意防止污染和感染。

（二）物理消毒灭菌法

物理消毒灭菌的因素有热力、辐射、滤过、干燥和低温等。其中临床上最常用的灭菌方法是高压蒸汽灭菌法。

1. 高压蒸汽灭菌法 是一种灭菌效果最好的方法。此法是在一种密闭、耐高压的蒸锅（高压蒸汽灭菌器）内进行。使用中，随着蒸锅内蒸汽压力的升高，其内部的温度也随之升高。其灭菌的原理是高温对病原菌有明显的致死作用（使菌体蛋白变性或凝固、酶遭到破坏）。通常灭菌的各项指标为：①压力：103.4 kPa（1.05 kg/cm^2）；②温度：121.3 ℃；③维持时间：15～20 分钟，可杀死包括细菌芽胞在内的所有微生物。适用于耐高温、耐高压、耐潮湿物品，如一般培养基、生理盐水、手术器械、敷料等的灭菌。

2. 其他常用物理消毒灭菌法 见表 2-3。

表 2-3 其他常用物理消毒灭菌法

名　称	方法与特点	主要用途
巴氏消毒法	61.1～62.8℃，30 分钟或 71.7℃，15～30 秒；一般不破坏物品的营养成分	牛奶和酒类消毒
煮沸法	方便简单实用；100℃，5 分钟能杀死一般细菌的繁殖体	饮水、食具和一般器械（刀剪、玻璃注射器等）的消毒
间歇灭菌法	一般用流通蒸汽灭菌器，100℃，15～30 分钟可杀死其中的繁殖体	不耐高温的营养物（如血清培养基）消毒
焚烧法	直接点燃或在焚烧炉内焚烧，是一种彻底的灭菌方法	废弃的污染物品、人和动物尸体等的灭菌
烧灼法	直接用火焰灭菌	实验室的接种环、试管口、瓶口等的灭菌
紫外线杀菌法	利用紫外线灯发出的紫外线进行照射杀菌；穿透能力弱，且能损伤人体皮肤和眼睛；杀菌特点为干扰细菌 DNA 的复制和转录	物体表面及空气消毒
滤过除菌法	用物理阻留的方法将液体或空气中的细菌除去，以达到无菌的目的	不耐热的血清、毒素、抗生素、药液、空气等的灭菌

（三）化学消毒灭菌法

化学消毒灭菌法是利用化学消毒剂进行消毒灭菌的方法。化学消毒剂对细菌和人体细胞都有毒性，故只能外用或用于环境的消毒（表 2－4）。如用于人体体表（皮肤、黏膜、伤口等）、医疗器械、患者的排泄物和分泌物及周围环境（饮水、空气、病区环境等）等的消毒。值得注意的是，化学消毒剂的应用要适度、适量并控制好消毒时间，要注意消毒剂对人类的毒副作用、对环境的污染作用及对物体的腐蚀作用，使之既达到消毒的目的，又不至于污染环境和损害人类健康。

1. 常用消毒剂分类　化学消毒剂种类很多，分类方法多样，一般按其杀菌能力可分为三大类。

（1）高效消毒剂：能杀灭包括细菌芽胞在内的所有微生物。因杀菌能力强、灭菌谱广，所以又称为灭菌剂。主要用于不能耐受热力灭菌，但要进入人体内部的物品，如内窥镜、塑料导管、塑料外科器械等的消毒。常用消毒剂有：

①醛类消毒剂：戊二醛、甲醛等。

②氧化性消毒剂：漂白粉、次氯酸钠等含氯消毒剂、过氧化氢、过氧乙酸等。

③烷化剂：如环氧乙烷。

（2）中效消毒剂：能杀灭细菌的繁殖体（包括结核分枝杆菌）、真菌及大多数病毒，但杀不死细菌的芽胞。适用于纤维内窥镜、喉镜、阴道窥器、麻醉器材等物品的消毒。常用消毒剂有：

①氧化性消毒剂：碘酊、碘伏等含碘消毒剂。

②醇类消毒剂：乙醇、异丙醇等。

（3）低效消毒剂：能杀灭多数细菌的繁殖体，但不能杀灭细菌的芽胞、结核分枝杆菌及某些抵抗力较强的真菌和病毒。因灭菌谱窄，使用较局限，多用于人体皮肤、黏膜及物品表面等的消毒。常用消毒剂有：

①表面活性剂：苯扎溴铵（新洁尔灭）、度米芬等。

②酚类消毒剂：氯己定（洗必泰）等。

③氧化性消毒剂：高锰酸钾等。

表 2－4　常用消毒剂的种类与用途

类　别	常用消毒剂	用　途
醇类	70％～75％乙醇	皮肤、温度计消毒
醛类	10％甲醛	物体表面消毒，空气消毒
	2％戊二醛	精密仪器、内窥镜等的消毒
酚类	3％～5％苯酚	地面、器具表面的消毒
	2％来苏	皮肤消毒，术前洗手、阴道冲洗等
重金属盐类	0.05％～0.1％升汞	非金属器皿的消毒
	2％红汞	皮肤、黏膜、小创伤消毒
	0.1％硫柳汞	皮肤、手术部位消毒
	1％硝酸银	新生儿滴眼，预防淋病奈瑟菌感染

续表 2-4

类 别	常用消毒剂	用 途
氧化剂	0.1%高锰酸钾	皮肤、尿道、蔬菜、水果消毒
	3%过氧化氢	创口、皮肤黏膜消毒
	0.2%～0.3%过氧乙酸	塑料、玻璃器材消毒，手术前浸手
	2.0%～2.5%碘酒	皮肤消毒
	10%～20%漂白粉	地面、厕所与排泄物消毒
表面活性剂	0.05%～0.1%苯扎溴铵	外科手术洗手，皮肤黏膜消毒，浸泡手术器械
	0.05%～0.1%度米芬	皮肤创伤冲洗，金属器械、塑料、橡皮类消毒
烷化剂	50 mg/L 环氧乙烷	手术器械、敷料等的消毒
染料	2%～4%龙胆紫	浅表创伤消毒
酸碱类	5～10 ml/m^3 醋酸加等量水蒸发	空气消毒
	生石灰[按(1∶4)～(1∶8)比例加水配成糊状]	地面、排泄物消毒

2. 消毒剂的杀菌原理　①促进菌体蛋白变性或凝固；②干扰细菌的酶系统和代谢；③损伤细菌细胞壁和细胞膜。

3. 影响消毒剂作用的因素　消毒灭菌的效果受环境、微生物种类及消毒剂本身等多种因素的影响。

(1) 消毒剂的性质、浓度与作用时间：不同消毒剂的理化性质不同，对病原菌的消毒效果也不一样。如表面活性剂对革兰阳性菌的灭菌效果比对革兰阴性菌好，龙胆紫对葡萄球菌的效果特别强。一般消毒剂浓度越大，作用时间越长，消毒效果也越好，但醇类除外，70%～75%的乙醇消毒效果最好。

(2) 微生物的种类与数量：同一消毒剂对不同细菌的杀菌效果不同。如一般消毒剂对结核分枝杆菌的作用较差，70%乙醇可杀死细菌繁殖体，但不能杀死芽胞。此外，微生物的数量越多，消毒就越困难，须加大消毒剂浓度，或延长消毒时间。

(3) 环境中有机物的存在：环境中的有机物不仅对病原菌有保护作用，还能与消毒剂发生化学反应，降低消毒剂的浓度及其杀菌效果。因此在消毒皮肤及器械前，应先清洁再消毒。此外，消毒剂的消毒效果还受温度、湿度、酸碱度等因素的影响。

第四节　细菌的致病性与感染

一、细菌的致病因素

细菌的致病性是指细菌引起机体疾病的性能，具有致病性的细菌称为病原菌或致病菌。不同病原菌引起不同的疾病，如伤寒沙门菌引起人类伤寒，结核分枝杆菌引起结核病。细菌的致病因素包括毒力、侵入数量和侵入门户（图 2－5）。

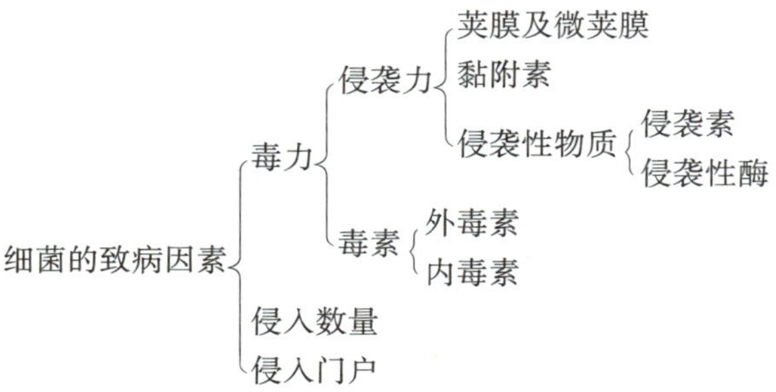

图 2－5　细菌致病因素的组成

（一）细菌的毒力

毒力是指病原菌致病能力的强弱程度。不同的病原菌毒力不同，即使同种细菌，也常因菌型、菌株的不同而存在一定的毒力差异。构成细菌毒力的物质基础是侵袭力和毒素。

1. 侵袭力　病原菌突破机体的防御机能，在其体内定居、繁殖及扩散的能力，称为侵袭力。侵袭力包括荚膜及微荚膜、黏附素和侵袭性物质。

（1）荚膜及微荚膜：细菌荚膜本身没有毒性，但具有抗吞噬和阻抑体液中杀菌物质的作用，有利于细菌突破或抵抗机体的防御功能，在机体内大量繁殖而致病。某些细菌表面有类似于荚膜功能的物质，如金黄色葡萄球菌的 A 蛋白、链球菌的 M 蛋白、伤寒沙门菌 Vi 抗原、大肠埃希菌 K 抗原等，通称为微荚膜。

（2）黏附素：黏附一般是细菌感染宿主组织细胞的第一步，与致病性密切相关。具有黏附作用的细菌结构或组分，称为黏附素。包括菌毛和非菌毛黏附素两类，其中菌毛黏附素是由细菌的菌毛分泌的蛋白质；非菌毛黏附素是细菌细胞表面的蛋白质或其他物质。

（3）侵袭性物质：包括侵袭素和侵袭性酶。①侵袭素：是具有侵袭能力的病原菌侵袭基因编码产生的蛋白质，它能介导这些细菌侵入邻近的上皮细胞（主要侵入黏膜上皮细胞内）。如肠侵袭性大肠埃希菌、痢疾志贺菌等均能产生侵袭素，使这些细菌不仅能入侵上皮细胞，还能使其向邻近细胞扩散；②侵袭性酶：某些病原菌在代谢过程中能产生一种或多种胞外酶，一般不具有毒性，但能在感染的过程中有助于病原菌抗吞噬或扩散，因而称其为侵袭性酶。如金黄色葡萄球菌产生的血浆凝固酶；A 群链球菌产生的透明质酸酶等。

2. 毒素　细菌毒素按其来源、性质和作用的不同，可分为外毒素和内毒素两类。

（1）外毒素：①来源：主要是由革兰阳性菌和部分革兰阴性菌合成及分泌的毒性蛋白质。大多数外毒素是细菌细胞内合成后分泌至细胞外，如厌氧芽胞梭菌、A 群链球菌、金黄色葡萄球菌、炭疽芽胞杆菌等革兰阳性菌产生的外毒素；少数外毒素存在于菌体内，待菌细胞破坏后才释放出来，如痢疾志贺菌、肠产毒素型大肠埃希菌等革兰阴性菌产生的外毒素属于此类。②化学成分：都是蛋白质，许多为酶类。③性质：不稳定、不耐热，易被酸、碱及蛋白酶破坏，如白喉外毒素加热 58～60℃经 1～2 小时、破伤风外毒素在 60℃下经 20 分钟即可被破坏。④免疫原性：强，可刺激机体产生抗毒素抗体，抗毒素能够中和外毒素的毒性。⑤甲醛脱毒：外毒素经 0.3%～0.4%甲醛处理，可脱去毒性保留其免疫原性，制备成类毒素生物制品，可用于人工自动免疫，预防相应疾病。⑥毒性作用：很强，对组织器官有高度选择性毒性作用，引起特殊的病变。如纯化的肉毒毒素，1 mg 可杀死2亿只小鼠，其毒性比 KCN 强1万倍。该毒素能阻断胆碱能神经末梢释放乙酰胆碱，引起运动神经末梢功能失调，导致肌肉麻痹。⑦种类：繁多，根据外毒素对靶细胞的亲和性及作用机制不同，可分为神经毒素、细胞毒素和肠毒素三大类。

(2) 内毒素：内毒素不同于外毒素（表 2－5）。①来源：是革兰阴性菌细胞壁中的脂多糖（LPS）组分，在细菌裂解后才被释放出来；②化学成分：为脂多糖；③性质：耐热，加热100℃ 1小时不被破坏，加热160℃ 2～4小时 或用强碱、强酸或强氧化剂加热煮沸30分钟才被灭活；④免疫原性：弱，虽可刺激机体产生中和抗体，但无保护作用；⑤甲醛脱毒：不能用甲醛液脱毒制成类毒素；⑥毒性作用：相对较弱，且无组织选择性，各种革兰阴性菌产生的内毒素的致病作用基本相似，可引起发热反应、白细胞反应、内毒素血症与内毒素休克、弥散性血管内凝血（DIC）。

表 2－5 外毒素与内毒素的主要区别

区别要点	外毒素	内毒素
来源	革兰阳性菌和部分革兰阴性菌	革兰阴性菌
存在部位	由活菌分泌出，少数细菌菌体崩解后释出	细胞壁组分，菌体崩解后释出
化学成分	蛋白质	脂多糖
稳定性	不耐热，60～80℃ 30分钟被破坏（葡萄球菌肠毒素例外）	耐热，160℃ 2～4小时才被破坏
免疫原性与甲醛脱毒	强，刺激机体产生抗毒素；经甲醛液脱毒可制成类毒素，用于人工自动免疫	较弱，产生的抗体无保护作用；不能经甲醛液处理成为类毒素
毒性作用	强，对组织器官有选择性毒害作用，引起特殊临床表现	稍弱，各种细菌内毒素的毒性作用大致相同，可引起发热、白细胞增多、微循环障碍、休克、DIC 等

（二）细菌的侵入数量

引起感染的病原菌数量取决于病原菌的毒力强弱和机体的免疫状态。一般情况下，细菌毒力愈强，引起感染的菌数愈少，反之则多。有些病原菌毒力极强，极少量的侵入即可引起机体发病，如鼠疫耶氏菌，有数个细菌侵入就可发生感染。对毒力相同的病原菌而言，数量越多，引起感染的可能性越大。

（三）细菌的侵入门户

病原菌的侵入部位也与感染有着密切关系。多数病原菌只有经过特定的门户侵入机体，并在特定部位定居繁殖，才能造成感染。如伤寒沙门菌必须经口侵入，定居于结肠内，才能引起疾病；破伤风梭菌芽胞只有侵入深部创伤，在厌氧环境中才能发芽，进一步致病。少数病原菌可多途径侵入机体，如结核分枝杆菌可经呼吸道、消化道和皮肤创伤等多个部位侵入机体引起感染。

二、感染概述

提升食品安全的"五大法宝"

世界卫生组织及其各成员国，积极倡导提升食品安全的五个方面：①干净；②生熟分开；③做熟；④保持食物的安全温度；⑤做饭要选净水和安全的原料。这五个方面看似极其简单，如果都能做到，很多胃肠道感染性疾病就可避免发生。

（一）感染的概念

在一定条件下，病原菌突破机体防御功能，侵入机体，与机体相互作用引起不同程度的病理过程称为感染。

（二）感染的来源

感染按其来源可分为外源性感染和内源性感染两种。

1. 外源性感染　来源于宿主体外的感染称为外源性感染，多见于有毒力的病原菌引起的传染病或耐药菌形成的播散性感染。

(1) 传染源：①患者：是传染病的主要来源；②病原体携带者：恢复期传染病患者、携带有病原体但未出现临床症状的健康人，称为病原体携带者。按病原体种类不同可分为带毒(病毒)者、带菌者及带虫(寄生虫)者。因其无临床症状，是危险的传染源；③患病及带菌动物：某些细菌可引起人兽共患病，患病或带菌动物的病原菌可传播给人，例如鼠疫耶氏菌、炭疽芽胞杆菌等病原菌均可使人兽共患传染病。

(2) 传播途径：病原体离开传染源，到达另一个易感者的渠道或途径，称为传播途径。病原体的传播途径主要有：

①呼吸道：病原体由患者或病原体携带者通过咳嗽、喷嚏或大声说话等，将含有病原体的飞沫或呼吸道分泌物散布到空气中，经呼吸道途径感染他人。经呼吸道感染的疾病有肺结核、白喉、百日咳等。

②消化道：伤寒、痢疾、霍乱等消化道传染病，大多是因为经消化道摄入被病人或病原体携带者排泄物污染的食物、饮水而感染。某些病原体从消化道进入，又从消化道排出，污染饮食物，再通过污染的饮食物传入宿主体内，称为粪-口传播，如肠道杆菌等。

③接触：病原体通过人与人或人与动物的密切接触而感染。接触感染可为直接接触(包括性接触)感染或通过用具等媒介间接受染。常见传染病有淋病、梅毒、艾滋病、钩端螺旋体病等。

④皮肤黏膜创伤：任何原因引起的皮肤、黏膜的创伤或破损，均可导致病原体入侵。如金黄色葡萄球菌、链球菌等常可侵入皮肤、黏膜的细小破损处，引起化脓性感染。泥土、人畜粪便中的破伤风梭菌、产气荚膜梭菌等的芽胞，可因外伤引起感染。

⑤节肢动物叮咬：又称虫媒传播，是通过吸血节肢动物叮咬传播病原体的一种感染方式。例如人类鼠疫由鼠蚤传播，疟疾由蚊虫传播。

⑥多途径及其他途径：某些病原体可经多途径感染，如结核分枝杆菌、炭疽芽胞杆菌

等可经呼吸道、消化道、皮肤伤口等途径感染。此外，有些病原体还有其他的感染途径，例如人类免疫缺陷病毒（HIV）除性传播外，还可经血液传播和垂直传播。

2. 内源性感染　感染来自患者自身的称为内源性感染。引起内源性感染的病原体主要是体内的正常菌群，少数是以潜伏状态存在于体内的病原体，如结核分枝杆菌的潜伏感染。正常菌群只有在特定的条件下成为条件致病菌后才能引起内源性感染。因此，任何破坏正常菌群相对稳定的条件，如机体免疫力下降、正常菌群寄居部位改变、滥用抗生素导致菌群失调等，均可引起内源性感染。内源性感染是医院感染的重要组成部分。

（三）感染的类型

感染的发生、发展和结局，取决于机体和病原菌相互作用的结果，根据两者力量的对比，感染可出现隐性感染、显性感染和带菌状态三种类型。

1. 隐性感染　当机体的抗感染免疫力较强，或侵入的病原菌数量不多、毒力较弱时，感染后对机体的损害较轻，不出现或出现不明显的临床症状，称为隐性感染或亚临床感染。隐性感染后机体可获得特异性免疫，能抵御同种病原菌的再感染。例如结核分枝杆菌、伤寒沙门菌等病原菌常可引起隐性感染。

2. 显性感染　当机体的免疫力较弱或侵入的病原菌毒力较强、数量较多时，感染后引起机体组织细胞不同程度的病理损害或生理功能的改变，出现明显的临床症状或体征，称为显性感染或临床感染。由外源性病原菌引起的显性感染，因能在易感者之间相互传播，故称为传染病。显性感染根据病情缓急不同，分为急性感染（如霍乱、流行性脑脊髓膜炎等）和慢性感染（如结核病、麻风病等）；按感染的范围、程度及临床表现分为局部感染和全身感染。

（1）局部感染：是指感染的病原菌局限于某一部位。如化脓性球菌引起的疖、痈等。

（2）全身感染：多由胞外菌感染引起，致病菌或其毒性代谢产物向全身播散引起全身性症状的一种感染类型。临床上常见的类型有：

①菌血症：病原菌由局部病灶一时性或一过性侵入血流，但未在其中生长繁殖或在其中极少量繁殖，引起轻微的症状，称为菌血症。如伤寒沙门菌早期感染有菌血症期。

②毒血症：产生外毒素的病原菌在感染局部生长繁殖，不侵入血流，但其产生的外毒素进入血流，引起特殊的中毒症状。例如白喉、破伤风等。

③内毒素血症：是指血液中出现内毒素引起的临床症状。内毒素血症是革兰阴性菌所为，依据感染细菌量的多少，症状可轻可重。轻则仅有发热或伴不适，重则出现严重症状，如微循环障碍、休克、DIC，甚至死亡。在严重革兰阴性菌感染，如小儿急性菌痢，常发生内毒素血症。

④败血症：病原菌侵入血流并在其中大量繁殖，产生毒素，引起全身严重的中毒症状，如高热、皮肤和黏膜淤血、肝脾肿大等。如鼠疫耶氏菌引起的败血症。

⑤脓毒血症：化脓性细菌侵入血流引起败血症时，细菌随血流扩散到机体其他组织或器官，引起新的化脓性病灶，称为脓毒血症。例如金黄色葡萄球菌脓毒血症，常引起多发性肝脓肿、皮下脓肿、肾脓肿、肺脓肿等。

3. 带菌状态　机体在显性或隐性感染后，病原菌并未立即消失，仍在体内留存一定时间，并不断向体外排出，称为带菌状态，处于带菌状态的人称为带菌者。带菌者经常或间歇排出病原菌，因而在疾病的传播和流行上是重要的传染源，及时发现带菌者并对其进行隔离和治疗，对于控制传染病的流行具有重要意义。

（四）感染的防治原则

1. 外源性感染的防治原则　外源性感染的发生，是病原体在宿主间相互传播引起的，因此，引起外源性感染必须同时具备传染病传播与流行的三个基本环节，即传染源、传播途径和易感者。围绕这三个环节，采取综合性的防治措施，有利于控制传染病的发生与流行。

(1) 控制或消灭传染源：在流行区，及时发现传染源，并采取适当的隔离和治疗措施，对控制传染病的传播与流行有重要意义。如 2003 年 SARS 流行时，为减少疫情的蔓延与扩散，我国政府采取的加强交通检疫、建立追踪寻访机制、隔离患者和密切接触者等措施，有效地控制了 SARS 的疫情。对于人畜共患病，如禽流感，在有效控制疫情、积极防治病人及病原体携带者的前提下，妥善处置受染病畜，如焚烧或深埋病畜，以达到彻底消灭传染源的目的。

(2) 切断传播途径：传播途径不同，采取的措施也不一样：①呼吸道感染：主要是加强空气消毒和开窗通风，杀灭病原菌或减少空气中病原菌的数量；②消化道感染：主要是养成良好的卫生习惯和饮食习惯，如勤剪指甲，勤洗手，生熟食分开，不吃生的或半生的食物等；③血液感染：主要是加强血液管理、吸毒人群的管理和个人防护，如规范采、供血，不共用针头，不共用牙刷、剃须(刮脸)刀，避免接触伤者的血液等；④性接触感染：主要是树立正确的性观念，反对性乱和卖淫、嫖娼等违法活动等；⑤创伤感染：主要是加强伤口的清洗消毒等；⑥虫媒感染：主要是加强环境的整治，消灭媒介节肢动物等。

(3) 加强个人防护：最有效的方法是接种疫苗。此外，在传染病流行期间，戴口罩、不到人群多的地方等可以减少呼吸道感染的机会；注意清洁、讲究卫生等可有效防止消化道感染；穿防护服或采取防护措施可以减少虫媒感染的机会等。

(4) 药物治疗：常用的药物是抗生素。各种抗生素都有不同的作用特点，一般根据抗生素的抗菌谱和致病菌的敏感度来选择不同的抗生素，如青霉素类、头孢菌素类、红霉素等常用于革兰阳性菌感染的治疗；庆大霉素、卡那霉素等常用于革兰阴性菌感染的治疗。

2. 内源性感染的防治原则　条件致病菌是引起内源性感染的主要来源，因此，有效防止正常菌群变成条件致病菌即可达到控制内源性感染的目的。防治内源性感染的主要措施有：①树立无菌观念，严格无菌操作，彻底消毒灭菌；②加强营养，注重锻炼，增加机体免疫力；③合理、安全、有效使用抗生素，避免菌群失调症的发生。

三、医院感染

应该高度重视医院感染

美国的医院感染率约为 5%，每年约有 7.7 万人死于医院感染，因医院感染而额外支出医疗费用约 40 亿美元。

我国的医院感染率平均为 8.4%，全国每年发生感染病例约 500 万人次，损失约 2 000 万个病床日，多支出医疗费用 10 亿元人民币。

世界卫生组织(WHO)提出，有效控制医院感染的关键措施包括：①清洁、消毒、灭菌、无菌技术；②隔离；③合理使用抗生素；④监测及其效果评价。

（一）医院感染的概念

医院感染是指医院内各类人群（包括患者、探视者及医护人员等）所获得的感染。

（二）医院感染的特点

1. 感染的对象　为一切在医院内活动的人群，主要是住院患者。

2. 感染的地点及发生的时间界限　在医院内，包括在住院期间发生的感染和在医院内获得而在出院后发生的感染，不包括入院前已开始或者入院时已处于潜伏期的感染。

3. 感染的病原体　主要是条件致病菌，传染性较小。

4. 感染的来源　以内源性感染为主，外源性少见。

5. 传播途径　以接触为主，如侵入性诊疗技术（各种内窥镜检查、使用导尿管导尿等）的使用。

6. 诊疗困难　由于各种新药的不断问世、先进医疗手段和诊疗设备的广泛应用，使医院感染的危险因素、感染类型以及诊疗变得越来越复杂，尤其耐药菌株的逐年增多，治疗较为困难。

（三）医院感染的危险因素

1. 主观因素　医院布局不合理，特别是对呼吸道传播疾病缺乏有效的隔离措施；医务人员对医院感染及其危害性认识不足；不能严格地执行无菌技术和消毒隔离制度；缺乏对消毒灭菌效果的监测，不能有效地控制医院感染的发生等。

2. 客观因素　①易感对象是医院感染的重要危险因素，主要是免疫功能低下的易感人群，如老年人、婴幼儿以及患有免疫功能缺陷与紊乱或其他基础疾病的患者；②侵入性诊治手段增多，如内窥镜、泌尿系导管、动静脉导管、气管切开、气管插管、吸入装置、器官移植、血液透析与腹膜透析、牙钻、采血针、吸血管、监控仪器探头等侵入性诊治手段，不仅可把外界的微生物导入体内，而且在操作过程中难免损伤了机体的防御屏障，使病原体容易侵入机体；③各种抑制、损伤机体免疫功能的治疗，如使用免疫抑制剂、化疗、放疗等，均能使患者自身免疫机能进一步下降而成为易感者；④滥用抗生素，可使病人体内正常菌群失调，耐药菌株增加，感染机会增多；⑤环境污染严重，医院内由于传染源多，环境污染也严重。

（四）医院感染的预防和控制

1. 加强卫生宣传工作，提高病人和医护人员对医院感染的认识。

2. 严格执行医疗器械、用品的消毒技术规范，并达到卫生部 2006 年颁布的《医院感染管理办法》要求：①进入人体组织、无菌器官的医疗器械、器具和物品必须达到无菌水平；②接触皮肤、黏膜的医疗器械、器具和物品必须达到消毒水平；③各种用于注射、穿刺、采血等有创操作的医疗器具必须一用一灭菌，一次性使用的器械、器具不得重复使用。

3. 严格执行隔离技术规范，根据病原体传播途径，采取相应的隔离措施，同时要加强医务人员职业卫生防护工作。

4. 合理使用抗生素。

（张少春）

第三章　医学免疫学基础

第一节　医学免疫学概述

一、免疫的概念

传统的免疫概念是“免除瘟疫”的意思，即机体抵御传染病的功能。随着人们对免疫机制研究的不断深入，发现机体的免疫功能不仅能清除病原生物，还能清除体内突变的肿瘤细胞和衰老死亡的自身细胞。所以现代的免疫概念定义为：免疫是机体识别和清除抗原性异物，维持自身生理平衡和稳定的功能。免疫通常对机体是有利的，某些情况下也可造成机体伤害，如引起超敏反应、自身免疫性疾病和肿瘤等。

二、免疫的功能

根据识别、清除抗原性异物的种类不同，免疫功能包括以下三个方面（表 3 - 1）：

1. 免疫防御　是机体防御外界病原体的入侵和清除已入侵病原体（如细菌、病毒、寄生虫等）感染的功能，即通常所指的抗感染免疫。此功能若有缺陷，机体易反复发生感染，出现免疫缺陷病；但过于强烈时，也可引起超敏反应。

2. 免疫稳定　是机体随时清除体内损伤、衰老、死亡的自身细胞，以维持机体内环境相对稳定的功能。若该功能紊乱，可导致自身免疫性疾病。

3. 免疫监视　是机体及时发现和清除体内突变的肿瘤细胞的功能。此功能低下时机体易发生肿瘤。

机体的免疫功能是由免疫系统来完成的。医学免疫学是一门研究人体免疫系统的结构与功能、免疫相关疾病的发生机制以及免疫学诊断与防治的生物科学。

表 3-1　免疫功能的正常和异常表现

功　能	正常表现(有利)	异常表现(有害)
免疫防御	清除病原生物	超敏反应(过强)、免疫缺陷病(缺陷)
免疫稳定	清除体内损伤、衰老、死亡的细胞	自身免疫性疾病
免疫监视	清除体内突变的肿瘤细胞	发生肿瘤

第二节　抗　原

抗原是何物?

机体的免疫功能是识别和清除抗原性异物,维持自身生理平衡和稳定。由此可见,抗原既是引发机体产生免疫应答的始动因素,又是机体免疫功能攻击的目标。那么,自然界中哪些物质是抗原性异物呢?它们成为抗原性异物的决定因素又是什么呢?通过本章的学习,你将会明白。

一、抗原的概念和特性

(一)抗原的概念

抗原(Ag)是指能与 T、B 淋巴细胞的抗原受体结合,促使其增殖、分化,产生抗体或效应 T 细胞,并与之结合,进而发挥免疫效应的物质。

(二)抗原的特性

抗原具有两个重要特性:①免疫原性:指抗原能刺激机体产生免疫应答,产生抗体或效应 T 细胞的特性;②抗原性:指抗原能与相应抗体或效应 T 细胞特异性结合,发生免疫反应的特性。

同时具有免疫原性和抗原性的物质称为免疫原,又称完全抗原(即通常所指的抗原),如大多数的蛋白质、微生物、外毒素等;不具有免疫原性但有抗原性的物质称为半抗原,许多小分子化合物,如多糖、脂类及某些药物属于半抗原。一般来说,具有免疫原性的物质均同时具备抗原性,皆为完全抗原。半抗原与载体蛋白质结合后,也可获得免疫原性而成为完全抗原。

二、抗原的免疫原性与特异性

（一）决定抗原免疫原性的因素

1. 异物性　异物即“非己”物质。一般来说，抗原物质与机体种族之间的亲缘关系越远，组织结构差异越大，异物性越强，其免疫原性也就越强。如鸡卵蛋白对鸭是弱抗原，但对哺乳动物是强抗原；病原生物、动物的免疫血清等对人是异物，是强抗原。

2. 理化性状

(1) 大分子物质：抗原物质的分子量一般在 10 kD 以上。一般来说，分子量越大，结构越复杂，免疫原性越强。蛋白质的分子量一般较大，所以抗原大多数是蛋白质。蛋白质若被降解为小分子多肽时，则其免疫原性随之减弱或消失。

(2) 结构的复杂性：分子量大小并非决定免疫原性的绝对因素，抗原物质还必须具有复杂的化学组成。例如明胶的分子量为 100 kD，但由于其主要成分为直链氨基酸，在体内易被降解，故免疫原性很弱。若在明胶分子中加入少量酪氨酸等芳香族氨基酸，则免疫原性明显增强。

此外，抗原的免疫原性还与抗原的物理性状、种类、免疫途径以及机体的遗传因素、生理状况等有关。

（二）抗原的特异性

特异性是指物质间相互结合的专一性。抗原的特异性是指某一特定抗原只能刺激机体产生特异性的抗体或效应 T 细胞，且仅能与该抗体或效应 T 细胞发生特异性结合。如接种乙肝疫苗，只能刺激体内相应的淋巴细胞产生针对乙型肝炎病毒的抗体；这种抗体也只能与乙型肝炎病毒结合发生反应，而不能与其他抗原性物质发生反应。特异性是免疫反应中最重要的特点，也是免疫学诊断和免疫学防治的理论依据(图 3－1)。

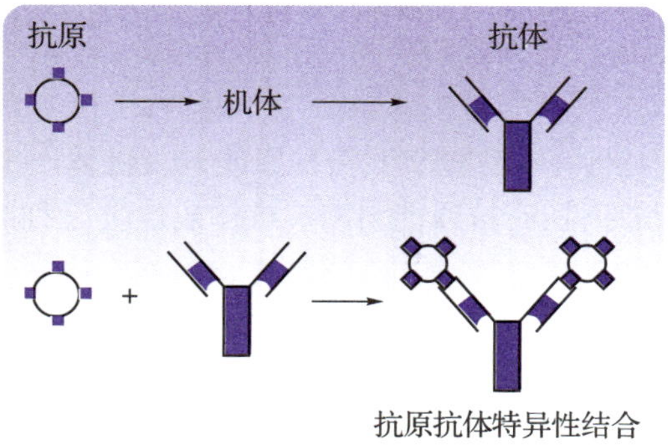

图 3－1　抗原的特异性示意图

1. 抗原决定簇　抗原决定簇又称抗原表位，是抗原分子中决定抗原特异性的特殊化学基团。蛋白质抗原的一个抗原决定簇一般由几个到十几个氨基酸残基构成。抗原决定簇是抗原与抗体或效应 T 细胞特异性结合的部位。抗原决定簇的化学组成、空间构型不同，抗原的特异性也不同。

2. 共同抗原和交叉反应　天然的抗原物质（如细菌、病毒和细胞等）结构复杂，都含有多个抗原决定簇，可刺激机体产生多种特异性抗体，每种抗体只能与相应的抗原决定簇结合。如果甲、乙两种不同的抗原物质表面含有某个相同的抗原决定簇，那么由这两种抗原物质刺激机体产生的抗体（抗血清），不但能分别与刺激它们产生的甲、乙两种抗原特异性结合，而且能与对方抗原（乙或甲抗原）发生反应。免疫学中，将上述含有相同或相似抗原决定簇的抗原称为共同抗原；将抗体或效应 T 细胞与具有相同抗原决定簇的他种抗原结合的反应称为交叉反应（图 3－2）。

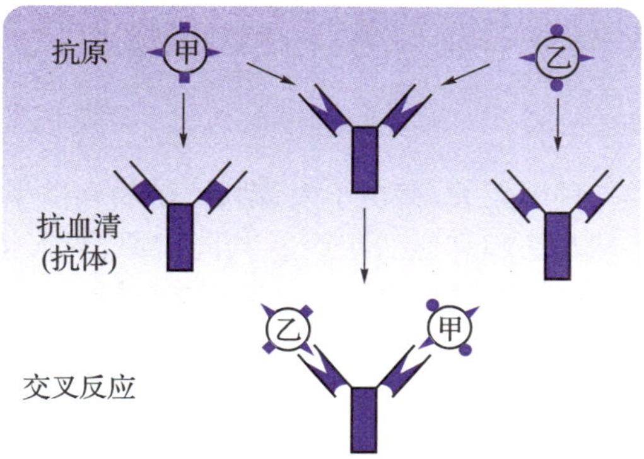

图 3－2　共同抗原与交叉反应示意图

三、医学上重要的抗原

（一）异种抗原

异种抗原是指来自其他物种的抗原物质，主要包括：

1. 病原生物　细菌、病毒等病原微生物及寄生虫化学组成复杂，是含有多种抗原决定簇的复合体。如细菌含有鞭毛抗原、荚膜抗原及菌体抗原等（图 3－3）。

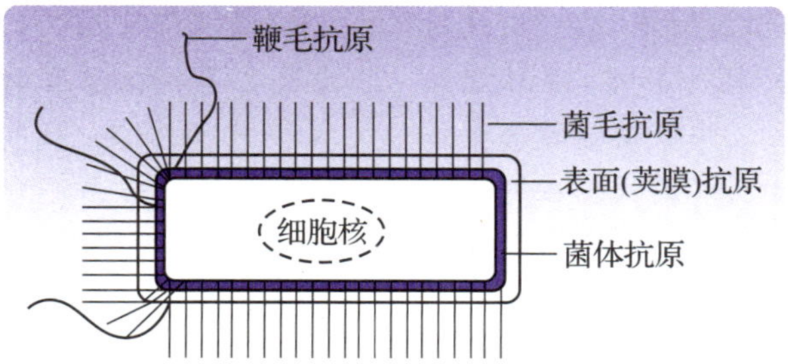

图 3－3　细菌各部位的抗原示意图

2. 外毒素与类毒素　细菌的外毒素是毒性极强的蛋白质，有良好的免疫原性。外毒素经0.3%～0.4%甲醛处理后，可使其失去毒性而保留免疫原性，称为类毒素。用类毒素给人接种，能刺激机体产生相应的抗体（抗毒素），可预防由相应外毒素引起的疾病。临床常用的类毒素有破伤风类毒素和白喉类毒素。

3. 动物免疫血清　是指用类毒素免疫动物（通常为马）所制备的含有相应抗毒素的动物血清。这种免疫血清对人体具有二重性：一方面，注射到人体内可中和相应的外毒素，起到防治疾病的作用；另一方面，它又是具有免疫原性的异种蛋白，可诱导机体产生超敏反应。因此，使用前必须做皮肤过敏试验。临床常用的动物免疫血清有破伤风抗毒素、白喉抗毒素等。

4. 其他与医学有关的异种抗原　如植物花粉，青霉素、磺胺等药物，鱼、虾等食物以及化妆品等完全抗原或半抗原，有时可引起机体的超敏反应。

（二）异嗜性抗原

异嗜性抗原是一类与种属无关，存在于人、动物、植物和微生物之间的共同抗原。如溶血性链球菌与人肾小球基底膜和心肌组织有共同抗原，当人体感染该菌产生抗体后，可与自身肾脏和心肌组织中的共同抗原发生交叉反应，导致肾小球肾炎或心肌炎。

（三）同种异型抗原

同种异型抗原指来源于相同种属不同个体的特异性抗原。人类的同种异型抗原主要有：

1. 红细胞血型抗原

(1) ABO血型抗原：根据人类红细胞表面所含A、B抗原的不同，可将人类血型分为A型、B型、AB型和O型四种。ABO血型不合的人体间相互输血，会引起严重的输血反应。

(2) Rh血型抗原：人类红细胞膜上含有Rh抗原者称为Rh阳性血型，无Rh抗原者称为Rh阴性血型。我国汉族人群99%为Rh阳性血型。人类血清中不存在抗Rh的天然抗体，当Rh阴性的母亲连续两次怀孕Rh阳性胎儿时，第二胎儿有患新生儿溶血症的可能。

HLA与器官移植

HLA是存在于白细胞、血小板及所有有核细胞表面的抗原物质，以外周血白细胞和脾、淋巴结、胸腺细胞的含量最丰富，其次为肺、肝、肾、皮肤。在器官移植时，因供者移植物上存在着受者没有的HLA，而诱导受者产生免疫应答，引起移植排斥反应。HLA型别吻合的程度决定了移植器官存活率的高低，由高到低的顺序是：同卵双生＞同胞＞亲属＞无亲缘关系。如进行骨髓移植，只有供者、受者间两个HLA单倍型完全相同才容易获得成功。

2. 人类白细胞抗原（HLA）　HLA也称为人类主要组织相容性抗原，是广泛存在于人体细胞表面并代表个体特异性的抗原，在无血缘关系的人群中，几乎不可能出现HLA完全相同的两个个体。器官移植时，因供者和受者组织细胞表面存在差异而发生排斥反应，故 HLA 又称移植抗原。

（四）肿瘤抗原

肿瘤抗原是细胞在癌变过程中产生的具有免疫原性物质的总称。

1. 肿瘤特异性抗原　指只存在于某种肿瘤细胞表面的抗原。人类黑色素瘤、结肠癌和乳腺癌已检测到有肿瘤特异性抗原的存在。

2. 肿瘤相关抗原　指与某种肿瘤的发生有关，但不是该肿瘤细胞所特有的抗原物质。正常时机体内可微量存在，在某种肿瘤发生时，其含量明显增高，因无严格肿瘤特异性，故称为肿瘤相关抗原。如肝细胞癌变时，体内的甲胎蛋白（AFP）含量明显增加，所以高含量甲胎蛋白的检出对临床原发性肝癌的诊断具有重要意义。

（五）自身抗原

1. 隐蔽的自身抗原　是指正常情况下，体内与免疫系统相对隔绝的某些自身组织成分，如眼晶体蛋白、甲状腺球蛋白、精子和脑组织等。在外伤、感染或手术不慎等情况下，这些隐蔽的抗原进入血流成为自身抗原，可导致自身免疫性疾病。

2. 修饰的自身抗原　在感染、电离辐射或化学药物的影响下，自身组织成分的分子结构发生改变形成修饰的自身抗原，可刺激机体引起自身免疫性疾病。

免疫系统——人体内部的“防御部队”

你知道吗？人体内部有一个专门保护自己、抵御或消灭入侵之敌的“防御部队”，我们称之为免疫系统。和人体的其他系统一样，免疫系统也是由一些器官、组织细胞和分子组成。免疫器官好比是防御部队的大本营和指挥部，免疫细胞则是防御部队中和敌人“作战”的“士兵”，免疫分子就是“士兵”们用来打击“敌人”的“武器弹药”。这支“防御部队”分布在全身各处，时刻保持高度的警惕，发挥保护我们机体健康的重要作用。

第三节　免疫系统

免疫系统是机体完成免疫功能的物质基础，由免疫器官、免疫细胞和免疫分子组成（图 3－4）。

- 免疫系统
  - 免疫器官
    - 中枢免疫器官
      - 骨髓
      - 胸腺
    - 外周免疫器官
      - 脾脏
      - 淋巴结
      - 黏膜相关淋巴组织
  - 免疫细胞
    - 淋巴细胞
      - T 淋巴细胞
      - B 淋巴细胞
      - NK 细胞
    - 抗原提呈细胞
      - 树突状细胞
      - 巨噬细胞
      - B 淋巴细胞
    - 其他免疫细胞
      - 中性粒细胞
      - 嗜酸性粒细胞
      - 嗜碱性粒细胞
  - 免疫分子
    - 抗体
    - 补体
    - 细胞因子

图 3-4　免疫系统的组成

一、免疫器官

（一）中枢免疫器官

中枢免疫器官是免疫细胞发生、分化、成熟的场所，包括骨髓和胸腺（图 3-5）。

1. 骨髓　是造血器官，可生成多能造血干细胞。多能干细胞经过增殖和分化，成为髓样干细胞和淋巴干细胞，其中一部分淋巴干细胞在骨髓内继续分化为成熟的 B 淋巴细胞，故骨髓是人类 B 淋巴细胞分化、成熟的场所。

2. 胸腺　位于胸腔纵隔上部、胸骨后方。出现于胚胎第九周，在胚胎第 20 周发育成熟，已具有正常胸腺的结构，是发生最早的免疫器官。来自骨髓的淋巴干细胞进入胸腺，在胸腺微环境的作用下，经过复杂的选择性发育过程，90%以上的胸腺细胞死亡，而只有少部分的胸腺细胞最终分化发育为成熟的 T 淋巴细胞，故胸腺是 T 淋巴细胞分化、成熟的场所。

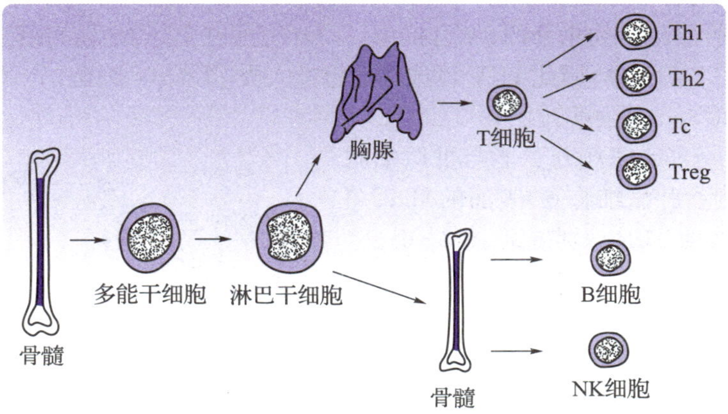

图 3-5　免疫细胞来源示意图

（二）外周免疫器官

外周免疫器官是 T、B 淋巴细胞定居、增殖的场所及发生免疫应答的主要部位。包括淋巴结、脾脏和黏膜相关淋巴组织。

二、免疫细胞

免疫细胞是指与免疫有关的细胞，包括 T 淋巴细胞、B 淋巴细胞、NK 细胞及抗原提呈细胞等。其中 T、B 淋巴细胞在抗原的刺激下可以活化、增殖和分化，表现免疫活性，故又称为免疫活性细胞。

（一）T 淋巴细胞

T 淋巴细胞简称 T 细胞。T 细胞是骨髓中的淋巴干细胞进入胸腺，在胸腺微环境作用下分化发育成熟的淋巴细胞，故 T 细胞又称胸腺依赖性淋巴细胞。T 细胞介导细胞免疫应答。

1. 表面标志

(1) T 细胞抗原受体（TCR）：TCR 是 T 细胞表面特异性识别抗原的受体。也是所有 T 细胞特征性的表面标志。TCR 的作用是识别抗原，T 细胞可通过 TCR 与抗原物质特异性结合。

白细胞分化抗原——CD抗原（CD分子）

白细胞分化抗原简称分化抗原（CD 抗原），是指血细胞在其正常分化、成熟的不同阶段及活化过程中，出现或消失的膜表面分子，通常也称为表面标志。白细胞分化抗原可用相应的单克隆抗体检测鉴定。目前 CD 的编号已从 CD1 命名至 CD350，其中与 T 细胞有关的主要有 CD2、CD4 、CD8 等，是 T 细胞的重要表面标志。

（2）CD4 分子：存在于部分 T 淋巴细胞表面，CD4 分子与抗原提呈细胞表面的 MHC－Ⅱ类分子结合，协助 TCR 结合抗原。CD4 分子还是人类免疫缺陷病毒（HIV）壳膜糖蛋白 gp120 的受体，因此 HIV 可选择性感染人类 $CD4^+$ T 细胞，导致获得性免疫缺陷综合征（AIDS，即艾滋病）。

（3）CD8 分子：CD8 分子能与抗原细胞（病毒感染细胞、肿瘤细胞等）表面的MHC－Ⅰ类分子结合，协助 TCR 识别抗原（图 3－6）。

CD4 和 CD8 分子又被称为 T 细胞抗原受体的辅助受体，简称 TCR 辅助受体。

（4）CD2 分子（绵羊红细胞受体）：人类成熟 T 细胞表面的 CD2 分子能与绵羊红细胞结合，形成玫瑰花样的花环，称为 E 花环形成试验。B 细胞上无 CD2 分子，所以 CD2 是 T 细胞区别于 B 细胞的重要表面标志。采用 T 细胞与绵羊红细胞混合形成的 E 花环试验，可以检测血液中 T 细胞的数量和比例。

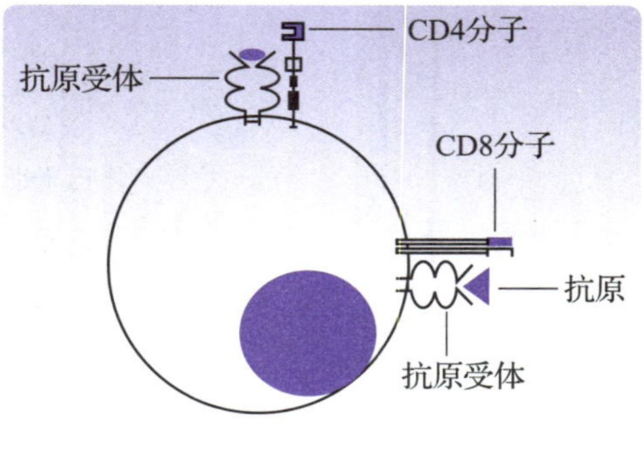

图 3－6 CD4/CD8 T 细胞表面标志示意图

2. 分类 T 细胞是不均一的细胞群体，根据其表面标志、功能特点和分化情况可分为不同的亚群。按 T 细胞表面 CD 分子的不同分为：

（1）$CD4^+$ T 细胞：细胞表面表达 CD4 分子的 T 细胞称为 $CD4^+$ T 细胞，又称为辅助性 T 细胞（Th）。$CD4^+$ T 细胞受抗原刺激后可分化为 Th1 和 Th2 细胞两个亚群。Th1 细胞主要分泌细胞因子，介导细胞免疫应答，引起炎症反应和迟发型超敏反应，故 Th1 细胞又称为炎性 T 细胞或迟发性超敏反应 T 细胞（T_{DTH} 细胞）。Th2 细胞也能分泌细胞因子，可促进 B 细胞增殖、分化和抗体的生成，参与体液免疫应答。此外，Th2 细胞在超敏反应和抗寄生虫感染中还发挥重要作用。

（2）$CD8^+$ T 细胞：细胞表面表达 CD8 分子的 T 细胞称为 $CD8^+$ T 细胞。$CD8^+$ T 细胞受抗原刺激后分化成细胞毒性 T 细胞（Tc）。Tc 细胞为细胞免疫效应细胞，可特异性攻击带有抗原的靶细胞（病毒感染的细胞、肿瘤细胞等）。Tc 细胞在杀伤靶细胞的过程中自身不受伤害，可连续杀伤多个靶细胞（表 3－2）。

（3）调节性 T 细胞（Treg）：是一群具有负向调节功能的 T 细胞，主要包括自然调节性 T 细胞和适应调节性 T 细胞。前者主要是通过与 $CD4^+$/$CD8^+$ T 细胞直接接触的方式，抑制效应 T 细胞的过度活化与增殖；后者主要是通过分泌细胞因子，对免疫效应细胞产生抑制作用。

表 3－2 T 淋巴细胞分类与功能

细胞名称	表面标志	免疫效应（功能）
辅助 T 细胞（Th1）	$CD4^+$	①杀伤病毒感染的细胞 ②杀伤胞内寄生菌 ③介导Ⅳ型超敏反应

续表 3-2

细胞名称	表面标志	免疫效应（功能）
辅助 T 细胞（Th2）	$CD4^{+}$	①促进体液免疫应答 ②参与Ⅰ型超敏反应 ③抗寄生虫感染
细胞毒 T 细胞（Tc）	$CD8^{+}$	①杀伤病毒感染的细胞 ②杀伤肿瘤细胞 ③介导Ⅳ型超敏反应 ④参与移植排斥反应
调节性 T 细胞（Treg）	$CD4^{+}$、$CD25^{+}$	抑制免疫应答

（二）B 淋巴细胞

B 淋巴细胞是由骨髓中的淋巴干细胞在骨髓微环境的作用下分化发育成熟的，故称为骨髓依赖性淋巴细胞。B 细胞介导体液免疫应答。

B 细胞最主要的表面分子是 B 细胞抗原受体（BCR）。该受体是镶嵌于细胞膜表面的膜型免疫球蛋白（mIg），mIg 是 B 细胞的特征性表面标志（图 3-7），能与抗原特异性结合，从而激活 B 细胞，并最终分化为抗体形成细胞——浆细胞，产生抗体，发挥体液免疫功能。

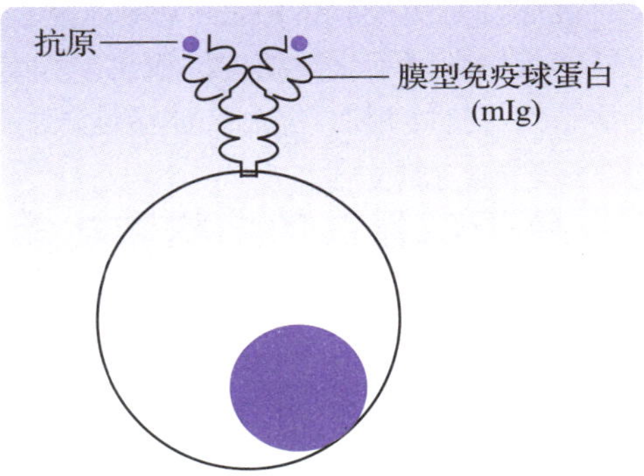

图 3-7　B 细胞表面标志示意图

（三）NK 细胞

NK 细胞即自然杀伤细胞，来源于骨髓的淋巴干细胞，占外周血淋巴细胞的 5%～10%。该种杀伤细胞表面没有特异性抗原识别受体，是不同于 T、B 淋巴细胞的第三类淋巴细胞。NK 细胞无需抗原预先致敏，即可直接杀伤某些肿瘤细胞或病毒感染细胞，故在机体抗肿瘤、早期抗病毒或胞内寄生菌的感染中起重要作用。

（四）抗原提呈细胞

抗原提呈细胞（APC）是指能捕获、加工处理抗原，并将处理后的抗原提呈给 T 淋巴细胞的细胞。APC 可分为两类：一类是专职 APC，包括树突状细胞、巨噬细胞和 B 淋巴细胞；另外一类是非专职 APC，包括内皮细胞、上皮细胞和成纤维细胞等。

三、免疫分子

免疫分子包括抗体、补体和细胞因子等多种参与免疫应答的生物活性物质。

第四节　免疫球蛋白

一、概　念

1. 抗体　抗体(Ab)是B淋巴细胞受抗原刺激后增殖、分化为浆细胞，由浆细胞产生的能与相应抗原特异性结合的球蛋白。抗体主要存在于体液中，在体液免疫中发挥重要作用。经电泳技术揭示，抗体活性主要存在于γ球蛋白区，故相当长一段时间内，抗体又被称为γ球蛋白(丙种球蛋白)。

2. 免疫球蛋白　免疫球蛋白(Ig)是指具有抗体活性或化学结构与抗体相似的球蛋白。免疫球蛋白主要存在于血液和某些分泌液中，即分泌型Ig(sIg)；也可作为抗原识别受体存在于B淋巴细胞表面，即膜型免疫球蛋白(mIg)。

抗体都是免疫球蛋白，但免疫球蛋白并不一定都是抗体。抗体是生物学功能的概念，免疫球蛋白则属于化学结构的概念。如骨髓瘤患者血液中浓度异常增高的骨髓瘤蛋白，其化学结构与抗体相似，但无抗体活性，没有免疫功能，只能称为免疫球蛋白，不能称为抗体。

二、免疫球蛋白的结构和功能

(一) 免疫球蛋白的结构

1. 基本结构　免疫球蛋白的基本结构是四条多肽链通过二硫键连接而成的对称结构，称为单体。其中两条相同的长链称为重链(H链)，由450～550个氨基酸残基组成；两条相同的短链称为轻链(L链)，由214个氨基酸残基组成(图3-8)。

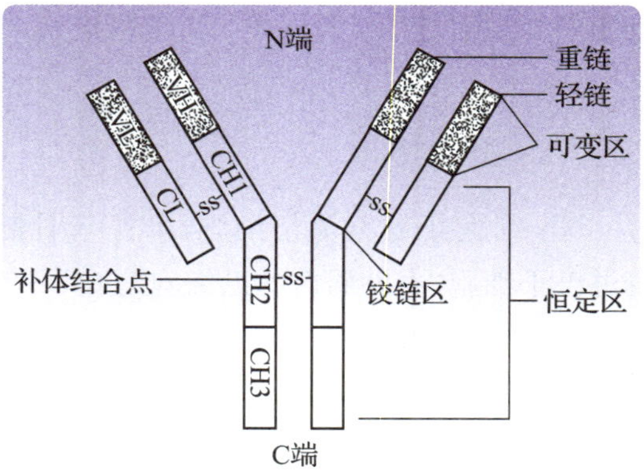

图3-8　免疫球蛋白基本结构示意图

2. 可变区与恒定区　氨基端轻链的1/2和重链的1/4区域内的氨基酸组成及排列顺序随抗体特异性的不同变化很大，称为可变区(V区)，是抗体与抗原结合的部位。可变区以外的部分，即羧基端轻链的1/2与重链的3/4区域，氨基酸的组成和排列顺序相对恒定，称为恒定区(C区)，其中重链的恒定区从氨基端向羧基端排列依次有CH1、CH2和CH3三个结构域，分别具有不同的功能。

3. 铰链区　位于重链CH1、CH2之间的区域称为铰链区，该区含有丰富的脯氨酸，富有弹性，使得Ig的“两臂”易于伸展与回缩，有利于Ig的“两臂”以最佳位置分别结合两个抗原决定簇。

4. 水解片段　用木瓜蛋白酶水解 IgG，可在其重链铰链区二硫键近氨基端侧切断，使其裂解为两个相同的抗原结合片段（Fab）和一个可结晶片段（Fc）。Fab 段能与抗原结合，具有抗体活性；Fc 段无抗原结合活性，但能激活补体及与多种细胞上 Fc 受体结合，产生相应的生物学效应。

用胃蛋白酶水解 IgG，可在其重链铰链区二硫键近羧基端侧切断，裂解为 1 个 $F(ab')_2$ 片段和一些小片段 pFc′（图 3－9）。由于 $F(ab')_2$ 片段保留了结合相应抗原的生物学活性，又避免了 Fc 段免疫原性可能引起的副作用，因而被广泛用作制备生物制品。如白喉抗毒素、破伤风抗毒素经胃蛋白酶水解后精制提纯的制品，因去掉重链部分的 Fc 段而减少了超敏反应的发生。

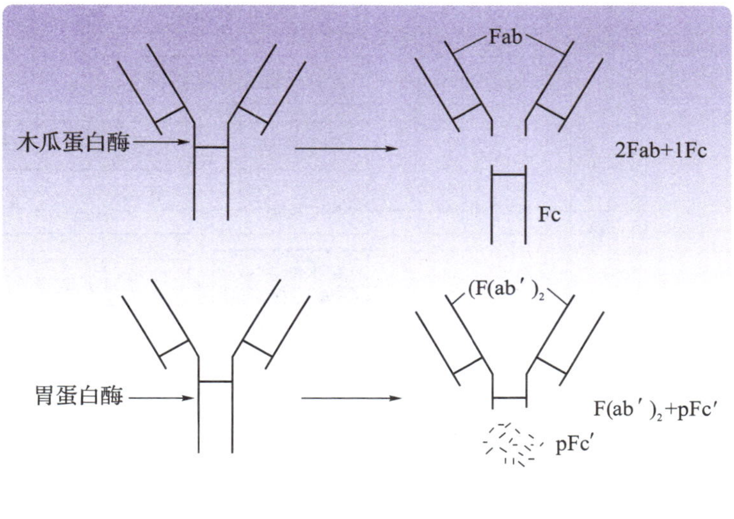

图 3－9　免疫球蛋白水解片段示意图

5. 分类　根据重链恒定区结构的差异，可将免疫球蛋白分为五类，即 IgG、IgA、IgM、IgD 和 IgE。其中 IgG、IgD、IgE 和血清型 IgA 均为单体；分泌型 IgA 为二聚体；IgM 为五聚体（图 3－10）。

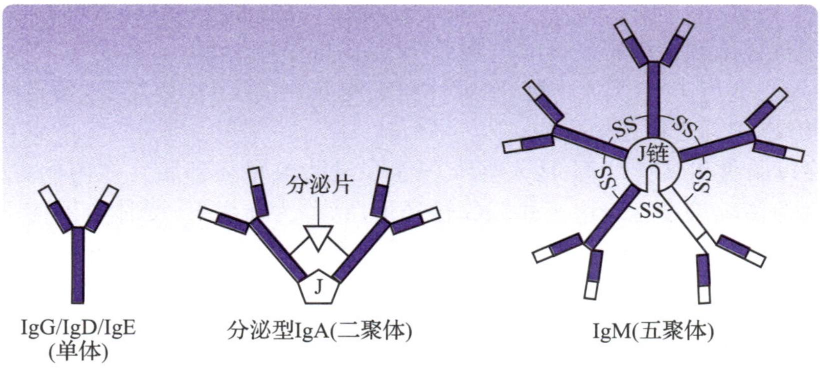

图 3－10　五类免疫球蛋白的结构示意图

（二）免疫球蛋白的生物学功能

1. 可变区（V 区）的功能　主要是特异性结合抗原。在体内可结合病原微生物及其产物，具有中和毒素、抑制病原微生物吸附和清除病原微生物等作用；在体外可发生各种抗原抗体结合的反应，有利于抗原或抗体的检测（图 3－11）。

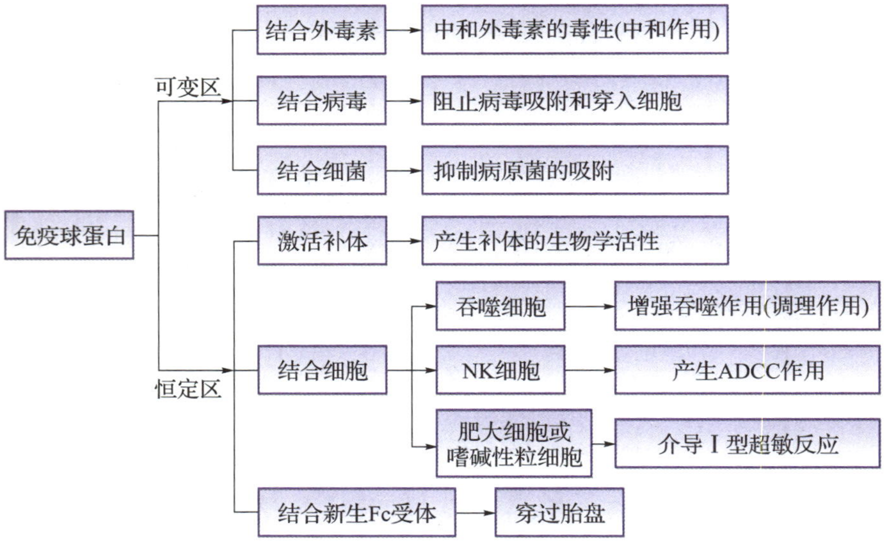

图 3－11　免疫球蛋白的生物学功能示意图

2. 恒定区（C 区）的功能

（1）激活补体：当抗体与相应抗原特异性结合后，抗体构型发生改变，暴露补体结合位点 CH2 区，结合补体继而活化补体，溶解抗原细胞。

（2）结合细胞：免疫球蛋白可通过 Fc 段与多种细胞表面的 Fc 受体结合，产生不同的生物学作用。①抗体调理作用：IgG 的 Fc 段与中性粒细胞、巨噬细胞表面的 Fc 受体结合，通过“桥联”作用，能增强吞噬细胞对细菌的吞噬能力（图 3－12）；②ADCC 作用：IgG 的Fc 段可与 NK 细胞膜上的 Fc 受体结合，能杀伤与 IgG 抗体结合的靶细胞，这种杀伤作用称为抗体依赖性细胞介导的细胞毒作用，简称 ADCC 作用（图 3－13）；③介导Ⅰ型超敏反应：IgE 的 Fc 段与肥大细胞、嗜碱性粒细胞表面的 Fc 受体结合，使这些细胞释放生物活性物质，引起Ⅰ型超敏反应。

（3）穿过胎盘和黏膜：IgG 是人类唯一能穿过胎盘转移到胎儿体内的免疫球蛋白。胎盘母体一侧滋养层细胞表达一种 IgG 输送蛋白（称为新生 Fc 受体），能使 IgG 主动进入胎儿血循环中。IgG 穿过胎盘的作用是一种重要的自然被动免疫机制，对于新生儿抗感染具有重要作用（图 3－11）。另外，分泌型 IgA（sIgA）可穿越呼吸道、消化道等黏膜上皮细胞，到达黏膜表面发挥抗感染免疫作用。

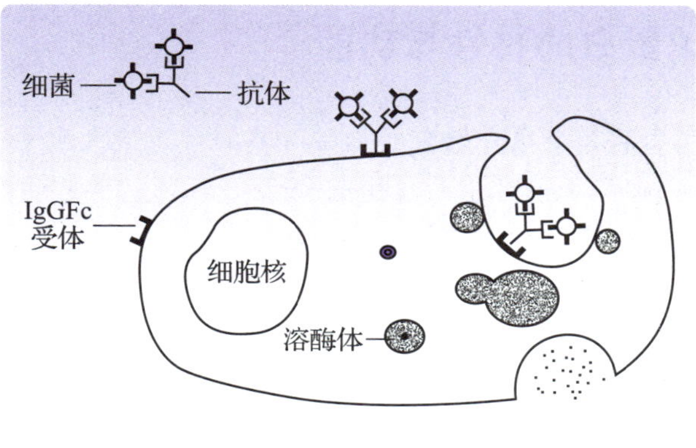

图 3－12　抗体的调理作用示意图

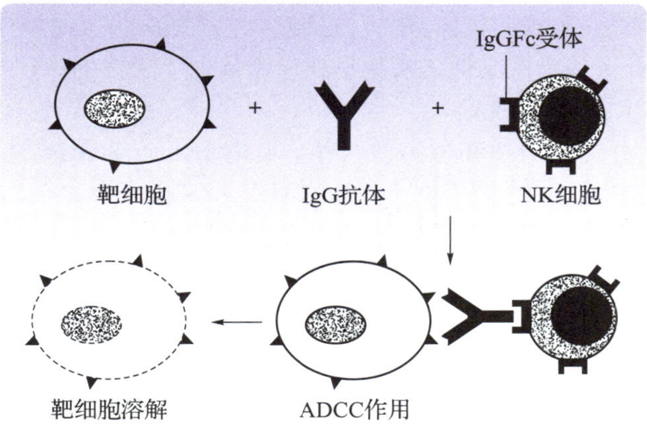

图 3－13　抗体依赖性细胞介导的细胞毒作用示意图

单克隆抗体与多克隆抗体

天然抗原分子中常含有多种不同的抗原决定簇，每一种抗原决定簇均可刺激机体的一种抗体形成细胞(即 B 细胞克隆)产生一种特异性抗体。因此，用天然抗原刺激机体的免疫系统，体内多种相应的 B 细胞克隆被激活，产生针对多种抗原决定簇的不同抗体的混合物，称为多克隆抗体。如动物免疫血清、恢复期病人血清或免疫接种人群血清。多克隆抗体的优势是：作用全面(中和作用、调理作用、ADCC 作用等)，来源广泛，容易制备。其缺点是：特异性不高，易发生交叉反应。

单克隆抗体是由 B 细胞杂交瘤产生的。该杂交瘤细胞是用小鼠免疫脾细胞(能产生抗体的 B 细胞)与小鼠骨髓瘤细胞(能无限增殖)在体外融合而成，它具有无限增殖和合成分泌抗体的能力。一个 B 细胞克隆只产生一种抗原决定簇对应的抗体，即单克隆抗体。单克隆抗体具有特异性强、纯度高、效价高等优点，目前常用于抗原的检测，也作为生物导弹用于肿瘤治疗等。

三、五类免疫球蛋白的特性与功能

1. IgG　人体出生后3个月开始合成IgG，5岁时接近成人水平。IgG是血清中含量最高的免疫球蛋白，占血清免疫球蛋白总量的75%～80%。半衰期最长(约为23天)，也是五类免疫球蛋白中唯一能通过胎盘的免疫球蛋白。

大多数抗菌、抗毒素和抗病毒抗体属于IgG，是机体抗感染的“主力”抗体；IgG还参与Ⅱ、Ⅲ型超敏反应。

2. IgM　由五个单体构成，分子量最大，称为巨球蛋白。一般不能通过血管壁，主要存在于血液中，约占血清免疫球蛋白总量的10%。

IgM是个体发育中最早合成的免疫球蛋白，胎儿晚期已能产生，但不能通过胎盘，若脐带血IgM升高，提示胎儿有宫内感染(如风疹病毒或巨细胞病毒等感染)。IgM也是初次体液免疫应答中最先出现的抗体，是机体抗感染的“先锋队”；血清中IgM含量升高说明近期有感染，因此可作为感染性疾病的早期诊断依据。天然的ABO血型抗体为IgM。此外，IgM也参与Ⅱ、Ⅲ型超敏反应。

3. IgA　IgA分为血清型和分泌型两种。血清型IgA为单体，主要存在于血清中，占血清免疫球蛋白总量的10%～20%。分泌型IgA(sIgA)为二聚体，主要存在于呼吸道、胃肠道、泌尿生殖道黏膜表面及初乳、唾液和泪液等外分泌液中，分泌型IgA在黏膜局部抗感染中发挥重要作用。

新生儿由于分泌型IgA合成不足，易患呼吸道或胃肠道感染。但通过哺乳，新生儿可从母亲初乳中获取抗感染所需要的sIgA，故提倡母乳喂养。

4. IgD　血清中IgD含量很低，约占免疫球蛋白总量的0.2%。血清中IgD功能尚不清楚。

5. IgE　是种系进化中最晚出现的免疫球蛋白，也是血清中含量最低的免疫球蛋白，仅占免疫球蛋白总量的0.003%。IgE的重要特征为亲细胞抗体，可通过其Fc段与肥大细胞和嗜碱性粒细胞表面的Fc受体结合，引起Ⅰ型超敏反应。此外，IgE还具有抗寄生虫感染的作用(表3-3)。

表3-3　五类免疫球蛋白的主要特性和功能比较

免疫球蛋白	IgG	IgM	IgA	IgD	IgE
分子量(kD)	150	950	160/400	184	190
主要存在形式	单体	五聚体	单体/二聚体	单体	单体
开始合成时间	生后3个月	胚胎后期	生后4～6个月	较晚	较晚
占血清Ig量比例	75%～80%	5%～10%	10%～20%	0.2%	0.003%
半衰期(d)	23	10	6	3	2.5

续表 3-3

免疫球蛋白	IgG	IgM	IgA	IgD	IgE
主要免疫作用	主力免疫作用（抗菌、抗毒素、抗病毒等）；参与Ⅱ、Ⅲ型超敏反应	先锋免疫作用（抗菌、抗病毒）；参与Ⅱ、Ⅲ型超敏反应	局部免疫作用（抑制病原体吸附黏膜上皮细胞）	功能尚不清楚	参与Ⅰ型超敏反应，与抗寄生虫免疫有关

（孙庆安）

第五节　免疫应答

揭开免疫应答的奥秘

当病原生物等外界异物侵入机体时，由于免疫机制的存在，机体会产生一系列的排异反应，称为机体的免疫应答。由于有了免疫应答，机体也就具备了抵御病原生物的入侵和致病能力，并在病后产生相应的免疫力（抵御病原生物再感染的能力），这就是人类最早发现的免疫应答——抗感染免疫（又称为免疫防御）。美国免疫学家 Baruj Benacerraf 发现 T、B 淋巴细胞是参与免疫应答两组主要的淋巴细胞，分别介导细胞免疫应答和体液免疫应答。

一、免疫应答的概念和基本过程

（一）免疫应答的概念

免疫应答是指机体的免疫系统接受抗原物质刺激后，免疫活性细胞对抗原的识别、自身活化、增殖、分化，产生特异性免疫效应的全过程。

根据介导免疫应答的免疫活性细胞不同，将免疫应答分为 T 淋巴细胞介导的细胞免疫应答和 B 淋巴细胞介导的体液免疫应答两种类型。单核-巨噬细胞系统和淋巴细胞系统是免疫应答产生的主要物质基础，周围免疫器官（特别是淋巴结和脾脏）则是免疫活性细胞接受抗原刺激，产生免疫效应的主要场所。

通过免疫应答，机体能及时地清除体内抗原性异物，维护自身的生理平衡和稳定，如抗感染免疫和抗肿瘤免疫等。但在异常情况下，免疫应答也可对机体造成组织损伤或生理功能紊乱，引起超敏反应或其他免疫性疾病。

（二）免疫应答的基本过程

免疫应答过程复杂，可人为地分成三个阶段(图 3－15)。

1. 感应阶段　为抗原提呈与识别阶段，包括抗原提呈细胞(APC)提呈抗原和 T、B 淋巴细胞识别抗原两个步骤。

(1) APC 提呈抗原：抗原进入机体后被 APC 摄取，在 APC 内将其加工或处理后转变为抗原肽，提呈 T、B 淋巴细胞识别。

(2) T、B 淋巴细胞识别抗原：T、B 淋巴细胞通过细胞表面的抗原受体特异性识别并结合抗原(图 3－14)。

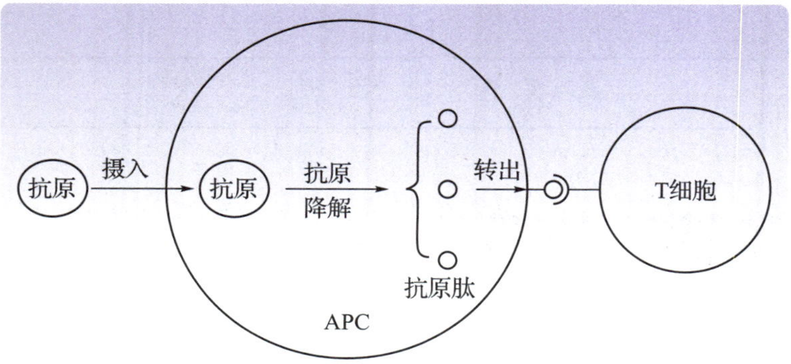

图 3－14　抗原提呈与识别示意图

2. 反应阶段　为免疫活性细胞活化、增殖与分化阶段。T、B 淋巴细胞接受抗原刺激后，活化、增殖、分化为效应淋巴细胞，其中 B 淋巴细胞分化为浆细胞，T 淋巴细胞分化为效应 T 细胞。在此阶段，部分淋巴细胞中途停止分化，成为记忆细胞(B 记忆细胞和 T 记忆细胞)。记忆细胞具有记忆抗原信息的功能，且寿命较长，可在体内成活数月至数年或更长时间。在间隔一定的时间后，当记忆细胞再次遇到相同抗原时，可迅速增殖分化为效应淋巴细胞，发挥免疫效应。

3. 效应阶段　为免疫效应物质发挥免疫作用的阶段。包括浆细胞分泌抗体发挥体液免疫效应和效应 T 细胞及其释放的细胞因子发挥细胞免疫效应的阶段。

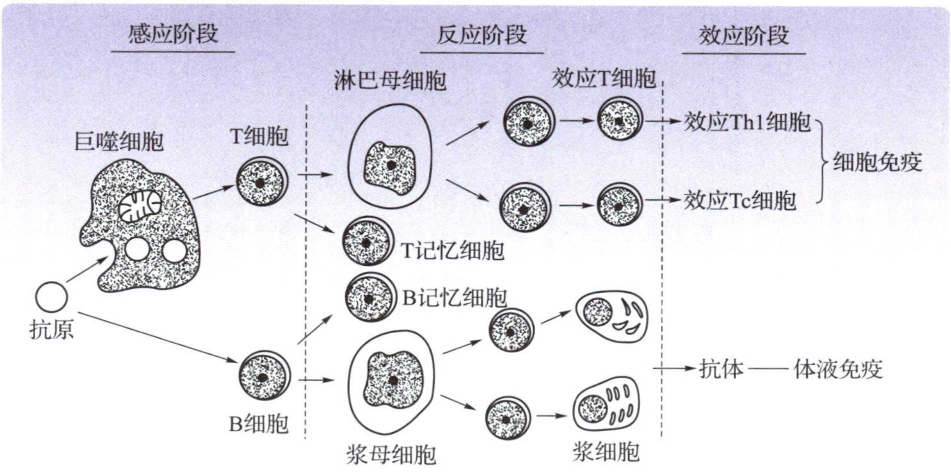

图 3－15　免疫应答基本过程示意图

二、体液免疫

B 淋巴细胞介导的免疫应答称为体液免疫。其基本过程为：B 淋巴细胞接受抗原刺激后活化、增殖、分化为浆细胞，浆细胞合成并分泌抗体发挥免疫效应。因抗体主要存在于各种体液中，故将 B 细胞介导的免疫应答称为体液免疫。

（一）抗体产生的一般规律及意义

因体液免疫的主要效应物质是抗体，所以认识和了解抗体产生的规律尤为重要。抗体产生的一般规律可从以下两个方面来认识：

1. 初次应答　指抗原物质第一次进入机体引起的体液免疫应答。

2. 再次应答　指机体对某种抗原初次应答后，间隔一定时间再次接触相同抗原所产生的体液免疫应答。

初次应答与再次应答的反应特点是完全不同的，两者区别见表 3－4。

表 3－4　初次应答与再次应答的区别

区别点	初次应答	再次应答
反应潜伏期	长（1～2 周）	短（1～2 天）
产生抗体量	少，效价低	多，效价高
产生抗体种类	主要为 IgM，亲和力弱	主要为 IgG，亲和力强
免疫维持时间	短	长

初次应答和再次应答均先产生 IgM，后产生 IgG。IgM 维持时间短，初次应答中当 IgM 接近消失时才出现 IgG 类抗体；再次应答中增多的抗体主要是 IgG，IgM 含量与初次应答相似（图 3－16）。

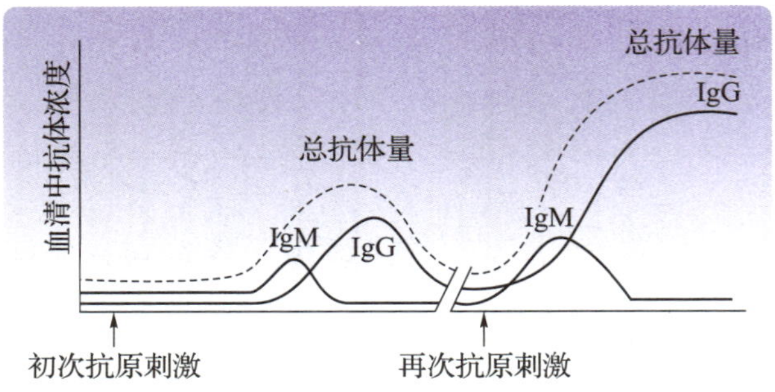

图 3-16 抗体产生的一般规律示意图

3. 抗体产生规律的意义 ①指导预防接种：由于抗体产生需一定的潜伏期，因此疫苗和类毒素的接种应安排在传染病流行季节之前的一段时间内进行；因再次应答免疫效果强于初次应答，同一种疫苗或类毒素应接种 2 次或 2 次以上，以达到强化免疫效果；②传染病诊断：在免疫应答中，IgM 产生早，消失快，因此，血液中 IgM 类抗体水平升高可作为传染病早期诊断依据之一；③传染病病情评估：检测传染病人体内抗体含量的变化，可及时了解病程，并评估疾病转归。

（二）体液免疫的生物学效应

体液免疫应答的主要效应分子是特异性抗体，因此，体液免疫清除的抗原为细胞外游离的或细胞表面的抗原，在抗细胞外感染和Ⅰ、Ⅱ、Ⅲ型超敏反应中发挥免疫效应。

1. 中和作用 细菌外毒素抗体（抗毒素）与细菌外毒素特异性结合后可中和外毒素的毒性；抗病毒抗体与相应病毒结合后，可阻止病毒进入易感细胞，使病毒失去感染能力。

2. 调理作用 细菌等病原体与相应抗体结合后，抗体的 Fc 段可与吞噬细胞表面的 Fc 受体结合，从而促进吞噬细胞吞噬病原体，此为抗体介导的调理作用。

3. 激活补体 通过抗原抗体结合激活补体的经典途径，发挥补体的溶菌、溶细胞作用。

4. ADCC 作用 细胞型抗原与相应抗体（IgG）结合后，抗体的 Fc 段可与 NK 细胞膜上的 Fc 受体结合，激活 NK 细胞，杀伤抗原靶细胞。

5. 抑制病原体黏附 分布在呼吸道、消化道等黏膜表面的 sIgA，能与细菌等病原体特异性结合，有效阻止入侵的病原体与黏膜细胞结合，阻断了病原体进入黏膜下组织，发挥黏膜局部抗感染作用。

6. 免疫损伤 在异常情况下，IgE、IgG、IgM、IgA 等抗体可参与Ⅰ、Ⅱ、Ⅲ型超敏反应，引起机体免疫损伤。

三、细胞免疫

T 淋巴细胞介导的免疫应答称为细胞免疫。其基本过程为：T 淋巴细胞接受抗原刺激后活化、增殖、分化为效应 T 细胞，效应 T 细胞再次接触相同抗原时，通过效应 Tc 细胞的细胞毒作用及效应 Th1 细胞分泌细胞因子发挥细胞免疫效应。细胞免疫清除的抗原主要是细胞内的抗原物质。

（一）效应 T 细胞的生物学效应

1. 效应 Tc 细胞的细胞毒作用　效应 Tc 细胞通过抗原受体与细胞抗原（靶细胞）特异性结合后，效应 Tc 细胞释放穿孔素，贯穿靶细胞，形成透膜孔道，释放颗粒酶进入靶细胞内，水解靶细胞的蛋白质和 DNA，导致靶细胞死亡。效应 Tc 细胞在杀伤靶细胞的过程中，自身不受损伤，可连续杀伤多个靶细胞（图 3－17）。

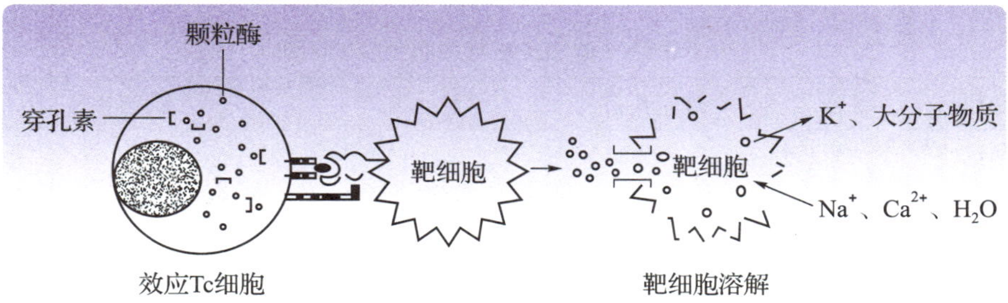

图 3－17　效应 Tc 细胞杀伤靶细胞过程示意图

2. 效应 Th1 细胞介导的炎症反应　效应 Th1 细胞与相应抗原特异性结合后，通过释放细胞因子发挥细胞免疫效应。参与反应的细胞因子很多，主要的细胞因子及其作用（表 3－5）如下：

表 3－5　主要的细胞因子及其作用

细胞因子	主要作用
白细胞介素－2（IL－2）	①刺激 Tc 细胞增殖分化为效应 Tc 细胞 ②刺激 Th 细胞增殖分化，分泌 IL－2、IFN－γ、TNF－β ③增强 NK 细胞、巨噬细胞的杀伤活性
干扰素（IFN－γ）	①活化增强巨噬细胞吞噬杀伤功能 ②活化 NK 细胞的活性，增强抗肿瘤和抗病毒活性
肿瘤坏死因子（TNF－β）	①产生炎症作用和杀伤靶细胞 ②抗病毒作用 ③激活中性粒细胞、巨噬细胞

在上述主要的细胞因子中，以作用于淋巴细胞、巨噬细胞的最为重要。在这些细胞因子的作用下，局部组织形成了以淋巴细胞和单核-巨噬细胞浸润为主的炎症反应，在清除抗原性异物的同时造成不同程度的组织损伤。

（二）细胞免疫的作用

1. 抗细胞内感染　细胞免疫的抗感染作用不同于体液免疫，由于存在于体液中的抗体是大分子蛋白，不能进入细胞内发挥胞内抗感染作用。所以对于胞内寄生的病原体，如结核分枝杆菌、伤寒沙门菌、病毒、真菌及某些寄生虫等感染，主要依赖细胞免疫发挥抗感染作用。

2. 抗肿瘤　效应 Tc 细胞可直接杀伤带有相应抗原的肿瘤细胞；效应 Th1 细胞在免疫过程中分泌的细胞因子（如 IL－2、IFN－γ、TNF－β 等）在抗肿瘤免疫中具有一定的作用。

3. 移植排斥反应　细胞免疫是抗移植物反应的主要原因。

4. 免疫损伤　细胞免疫功能异常可导致Ⅳ型超敏反应。

体液免疫与细胞免疫的区别见表 3－6。

表 3－6　体液免疫与细胞免疫的区别

区别点	体液免疫	细胞免疫
介导的细胞	B 淋巴细胞	T 淋巴细胞
主要效应物质	抗体	效应 Tc 细胞、效应 Th1 细胞
清除的抗原	细胞外游离及细胞表面抗原	细胞内抗原及细胞抗原
反应速度	快，数分钟至数小时内发生	慢，48～72 小时后发生
免疫转移	能	能
生物学效应	①抗细胞外感染（通过中和作用、调理作用、激活补体、ADCC 作用等途径抗感染） ②黏膜局部抗感染（抑制病原体黏附） ③免疫损伤（Ⅰ～Ⅲ型超敏反应）	①抗细胞内感染 ②抗肿瘤 ③移植排斥反应 ④免疫损伤（Ⅳ型超敏反应）

四、免疫耐受

1. 免疫耐受的概念　免疫耐受是指机体免疫系统接受某种抗原刺激后产生的特异性免疫无应答状态。免疫耐受具有特异性，只是对诱导产生免疫耐受的抗原形成无应答状态，但对其他抗原仍具有正常的免疫应答能力。

2. 免疫耐受的机制　免疫耐受产生的机制并不完全清楚，可能与抗原的性质、刺激机体的剂量和次数、免疫途径等抗原因素以及机体的免疫机能状态等因素有关。如小分子非聚合物抗原容易形成免疫耐受；大剂量抗原容易诱导免疫耐受；抗原经静脉途径进入机体容易形成免疫耐受；胚胎期因免疫系统发育不够成熟易产生免疫耐受；长期使用免疫抑制剂使机体容易产生免疫耐受等。

3. 免疫耐受的医学意义　免疫耐受有别于免疫抑制（抗原非特异性的免疫无应答）、免疫缺陷（对所有抗原缺乏全部或某一特定类型的免疫应答）和免疫麻痹（对所有抗原均无应答）所导致的非特异性免疫无应答反应，它是在特异性抗原诱导下产生的，因此，合理使用免疫耐受有着重要的医学意义（表 3－7）。

表 3－7　免疫耐受与免疫抑制的区别

区别点	免疫耐受	免疫抑制
直接原因	特异性免疫细胞被清除或不能活化	免疫活性细胞发育缺损或增殖分化障碍
产生条件	先天形成(免疫系统未成熟)或后天获得(免疫力减弱或抗原性状改变)	先天性免疫缺损或药物、射线等人为产生
特异性	强	无
医学意义	用于自身免疫病、超敏反应和器官移植排斥反应的防治	根据医学实际需要,人工诱导免疫耐受
并发症	无	感染或肿瘤

第六节　抗感染免疫

机体是怎样应对入侵的病原生物的?

当病原生物感染机体时,机体的非特异性免疫(又称先天性免疫或天然防御功能)是其抵御病原生物入侵的第一道防线,同时启动和参与特异性免疫(又称后天性免疫或获得性免疫)。两者的主要区别在于,前者通过皮肤黏膜等的屏障作用、吞噬细胞的吞噬作用以及补体等固有免疫分子的抗菌作用,非特异性地防御各种病原生物的入侵;后者则主要通过 T、B 淋巴细胞高度特异地杀伤和清除某一病原生物。此外,一种特定的病原生物反复入侵体内,并不改变非特异性免疫模式,而特异性免疫随着相同病原生物的反复刺激,其应答能力则不断改善和加强,并产生针对特定病原生物的“记忆”效应,可有效预防该病原生物的致病作用或再感染。

抗感染免疫是机体对病原生物的免疫防御功能。包括非特异性免疫和特异性免疫。两者相互配合,共同发挥抗感染作用。

一、非特异性免疫

非特异性免疫是机体在长期的种系发育和生物进化过程中逐渐形成的防御病原生物感染的功能,又称为先天性免疫或天然防御功能。其特点是:①生来就有,人人都有,可以遗传;②作用无特异性,对各种病原生物都有一定的防御功能;③功能相对稳定,但有种属和个体差异。机体的非特异性免疫由屏障结构、吞噬细胞及固有免疫分子三部分组成(图 3－18)。

- 非特异性免疫
  - 屏障结构
    - 皮肤黏膜屏障
    - 血-脑屏障
    - 血-胎屏障
  - 吞噬细胞
    - 小吞噬细胞：中性粒细胞（存在于血液中）
    - 大吞噬细胞
      - 单核细胞（存在于血液中）
      - 巨噬细胞（存在于组织中）
  - 固有免疫分子
    - 补体
    - 溶菌酶
    - 干扰素

图 3－18　非特异性免疫的组成

（一）屏障结构

1. 皮肤黏膜屏障　①机械性阻挡作用：健康完整的皮肤黏膜能够机械阻挡病原生物入侵，成为机体抗感染的第一道防线。②分泌杀菌物质：皮肤或黏膜能分泌多种抑菌、杀菌物质，如皮肤汗腺分泌的乳酸、皮脂腺分泌的脂肪酸、胃黏膜细胞分泌的胃酸等均有杀菌作用；唾液、泪液、乳汁等分泌液中的溶菌酶，能溶解革兰阳性菌。③生物拮抗作用：皮肤黏膜上的正常菌群对病原生物有生物拮抗作用，能阻止或限制外来病原生物的入侵和致病。

2. 血-脑屏障　血-脑屏障是血-脑脊液屏障的简称，主要由软脑膜、脉络丛的脑毛细血管壁、壁外的胶质膜及胶质细胞构成。这些组织结构致密，能有效阻挡血液中的病原生物及其毒性代谢产物进入脑组织或脑脊液，从而保护中枢神经系统。血-脑屏障是随个体发育而逐步成熟的，婴幼儿由于血-脑屏障尚未发育完善，故较易发生中枢神经系统感染。

3. 血-胎屏障　血-胎屏障简称胎盘屏障，是由母体子宫内膜的基蜕膜和胎儿的绒毛膜滋养层细胞共同构成。可防止母亲血液中的病原生物及其毒性代谢产物进入胎儿体内，保护胎儿在子宫内正常发育。在妊娠头 3 个月内，胎盘屏障尚未发育完善，此阶段母体若感染某些病原生物，如巨细胞病毒、风疹病毒等，易经胎盘侵入胎儿体内，引起胎儿宫内感染，导致胎儿流产、畸形甚至死亡。

（二）吞噬细胞

当病原生物突破皮肤黏膜屏障侵入机体内，机体的吞噬细胞即可发挥吞噬作用，吞噬并杀伤进入体内的病原生物。

1. 吞噬细胞的种类　人体内吞噬细胞有两类：①小吞噬细胞，为血液中的中性粒细胞；②大吞噬细胞，即单核-巨噬细胞，包括血液中的单核细胞和组织器官中的巨噬细胞。

2. 吞噬过程　上述两类吞噬细胞的吞噬作用基本相似，吞噬细胞的杀菌过程可分为三个阶段。

（1）吞噬细胞与病原体接触：这种接触可以是偶然相遇，也可通过趋化作用，使吞噬细胞向感染部位聚集。

(2) 吞入病原体：有两种方式：一是吞噬作用，对于较大的病原体颗粒，如细菌等，由吞噬细胞伸出伪足将细菌包绕并摄入细胞内，形成吞噬体；另一种是吞饮作用，对于小的病原体颗粒，如病毒等，由细胞膜内陷直接将其吞入细胞中，形成吞噬体。

(3) 杀死、破坏病原体：吞噬体形成后，与细胞中的溶酶体融合，形成吞噬溶酶体。溶酶体内的溶酶体酶和其他杀菌物质即可发挥杀灭、溶解及消化病原体作用，并将不能消化的残渣排出吞噬细胞外(图 3－19)。

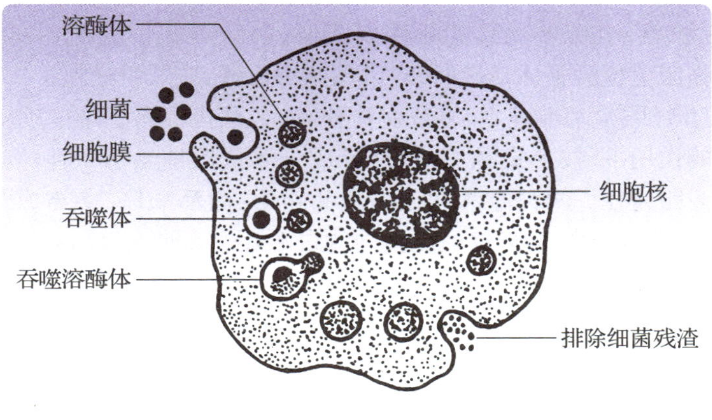

图 3－19　吞噬细胞吞噬过程示意图

3. 吞噬的结果　由于病原体种类、机体免疫状态等不同，吞噬的结果也不尽相同。

(1) 完全吞噬：病原体被吞噬后，可完全被杀死、消化。如化脓性球菌被吞噬的过程属于此类。

(2) 不完全吞噬：某些细胞内寄生菌(如结核分枝杆菌、伤寒沙门菌等)被吞噬后，在机体未产生特异性细胞免疫的情况下，病原菌不但不被杀死，反而在吞噬细胞内生长繁殖，并损伤破坏吞噬细胞，甚至导致吞噬细胞死亡；未被破坏或杀伤的吞噬细胞可成为病原菌的保护体，使病原菌逃避了药物及血液中抗菌物质对其的杀伤作用；病原菌还可随游走的吞噬细胞经血液、淋巴液扩散到其他部位，导致感染的扩散或蔓延，甚至造成严重的感染而死亡。

(3) 引起组织损伤：在吞噬过程中，吞噬细胞可向胞外释放多种溶酶体酶，破坏邻近组织细胞，造成组织损伤。如链球菌感染损伤肾小球基底膜，引起急性肾小球肾炎等。

(4) 提呈抗原：吞噬细胞吞入病原生物后，通过溶酶体酶的消化降解，将病原生物等外源性抗原分解为易被免疫活性细胞识别的小分子抗原肽，并表达于吞噬细胞膜上，激发特异性免疫应答。

(三) 固有免疫分子

正常人体血液、组织液、淋巴液及各种分泌液中存在多种抗感染分子，如补体、干扰素、溶菌酶等，其中最重要的是补体。因其在机体内具有非特异性免疫效应，故称为机体的固有免疫分子。

1. 补体

(1) 补体的概念与组成：补体(C)是存在于正常人和脊椎动物体液中一组与免疫有

关经活化后具有酶活性的球蛋白。补体并非单一分子，而是由30多种可溶性蛋白与膜结合蛋白组成，故称为补体系统。因其可辅助特异性抗体介导的溶菌作用，是抗体发挥溶细胞作用的必要补充条件，因而得名补体。补体主要成分包括C1、C2、C3、C4、C5、C6、C7、C8、C9、B因子、D因子、P因子等，其中C1由C1q、C1r、C1s 3个亚单位组成。血清补体蛋白总量相对稳定，占血浆总蛋白的5%～6%，其中C3含量最高(可达1 200 mg/L)。体内大部分补体是由肝细胞和巨噬细胞合成的。

(2) 补体的性质：补体系统各成分均为糖蛋白，性质不稳定，56℃ 30分钟可使其灭活；室温下也易失活；在0～10℃其活性仅能保持3～4天。因此，补体标本应保存在−20℃以下。临床上检测补体活性时，应采用新鲜血清，并及时送检。

(3) 补体的激活：生理情况下，多数血清补体成分均以无活性的酶原形式存在。只有在某些活化物的作用下，按一定顺序，补体各成分才依次被激活。补体的激活途径主要有经典途径和旁路途径。两种激活途径的激活物质、激活顺序、参与成分以及免疫效应特点等不尽相同(表3-8)，但最终形成共同的末端效应，即形成攻膜复合体，使靶细胞膜穿孔，产生溶细胞效应。

表3-8 补体激活的经典途径与旁路途径的比较

比较项目	经典途径	旁路途径
激活物质	抗原-抗体复合物	细菌脂多糖等
参与成分	C1～C9	C3，C5～C9，B因子、D因子和P因子
激活顺序	C1、C4、C2、C3、C5～C9	C3、C5～C9
激活时间	晚，需产生抗体后才能被激活	早，病原体进入机体后立即被激活
免疫作用	参与特异性体液免疫的效应阶段	参与非特异性免疫效应，在感染早期起重要作用

补体的激活过程受体内多种补体调节因子严格控制，以保证补体激活适度有序，发挥生理免疫效应。

(4) 补体的生物学作用：补体经激活后，除产生攻膜复合体外，激活过程中还产生各种具有生物活性的补体裂解产物，如C2a、C3a、C4a、C5a、C3b、C4b、C$\overline{567}$等成分。补体成分及其裂解产物具有重要的生物学作用(表3-9)，参与感染早期的非特异性免疫及后期的特异性体液免疫。

表3-9 补体的主要生物学作用

生物学作用	参与反应的补体成分	作用特点
溶解细胞、细菌和病毒	C1～C9、C$\overline{56789}$	攻膜复合体介导靶细胞(包括细菌、病毒感染细胞、肿瘤细胞及其他抗原细胞等)溶解
调理作用	C3b、C4b	作为血清调理素，能与细菌及其他颗粒物质(如红细胞、血小板等)结合，促进吞噬细胞的吞噬作用

续表 3-9

生物学作用	参与反应的补体成分	作用特点
介导炎症反应	C3a、C4a、C5a、$C\overline{567}$	作为炎症介质能使肥大细胞或嗜碱性粒细胞释放活性物质，引发过敏性炎症反应；吸引中性粒细胞及单核-巨噬细胞至炎症部位，发挥吞噬作用，增强炎症反应等

2. 溶菌酶　主要是由巨噬细胞产生的一种低分子碱性蛋白质，广泛分布于人体的血液及黏膜外分泌液中。通过裂解革兰阳性菌细胞壁上的肽聚糖成分，使细菌裂解。在有相应的抗体和补体存在时，溶菌酶也可溶解某些革兰阴性菌。

3. 干扰素(IFN)　是由病毒感染的细胞或效应 T 细胞等产生的一类糖蛋白。具有广泛的抗病毒、抗肿瘤和免疫调节等作用。干扰素在病毒感染早期即可产生，可保护易感细胞，抑制病毒复制，限制病毒扩散。此外，干扰素还有激活 NK 细胞、Tc 细胞和单核-巨噬细胞等作用。

二、特异性免疫

特异性免疫是指个体在生活过程中接受抗原物质(病原生物感染、接种疫苗)刺激所产生的免疫应答或接受免疫效应物质(如抗体等)后获得的免疫力。其特点是：①后天获得，故又称后天性免疫或获得性免疫；②有明显的特异性，只对相应的病原生物感染有防御作用。特异性抗感染免疫由体液免疫和细胞免疫两部分组成，前者主要发挥抗细胞外感染；后者主要发挥抗细胞内感染。其抗感染作用特点在上一节已述，这里不再赘述。

第七节　超敏反应

揭开食物抗原的面纱

抗原大多是蛋白质，但蛋白质不一定都能成为抗原。比如正常体质的人食入动物蛋白就不会刺激机体产生免疫应答，这是因为食物蛋白质进入胃肠道后，经过消化分解变成氨基酸或小分子肽。由于氨基酸或小分子肽的构造相当简单，不会被体内的免疫系统视为抗原。而过敏体质的人，因胃肠消化功能比较差，肠壁的通透性又比较高，因此容易将一些异体的蛋白质直接吸收进入体内，从而刺激人体的免疫系统产生免疫应答，导致胃肠过敏症。婴幼儿吃鱼虾易出现胃肠过敏症的原因即是如此。

超敏反应又称变态反应，是指机体再次接受相同抗原刺激时引起的一种以生理功能紊乱或组织细胞损伤为主的病理性的免疫应答。

引起超敏反应的抗原称为变应原。变应原可以是完全抗原,也可以是半抗原。根据超敏反应的发生机制和临床特点,可将其分为Ⅰ、Ⅱ、Ⅲ、Ⅳ型超敏反应。

一、Ⅰ型超敏反应

Ⅰ型超敏反应又称速发型超敏反应或过敏反应,临床上最为常见。

(一)介导Ⅰ型超敏反应的主要物质及其作用

1. 变应原　是诱发Ⅰ型超敏反应的始动因素。主要包括以下3类:

(1) 吸入性变应原:主要有植物花粉、真菌、螨、动物上皮变应原、粉尘、动物羽毛、节肢动物变应原等。

(2) 食物性变应原:主要有牛奶、鸡蛋、海产品、真菌食物等。

(3) 化学药物:可经口服、注射、吸入等途径进入人体,如青霉素等。

2. 肥大细胞和嗜碱性粒细胞　这两类细胞表面均有高亲和性 IgE Fc 受体,胞质中含有嗜碱性颗粒,内含组胺等参与Ⅰ型超敏反应的生物活性介质。

3. 亲细胞抗体 IgE　是介导Ⅰ型超敏反应的关键物质,能与肥大细胞和嗜碱性粒细胞表面的 IgE Fc 受体特异性结合,使之成为致敏细胞。当相同变应原再次进入机体,与致敏细胞上的 IgE 特异性结合,使这两类细胞释放生物活性物质,引发Ⅰ型超敏反应(图3-20),故称 IgE 为亲细胞抗体。

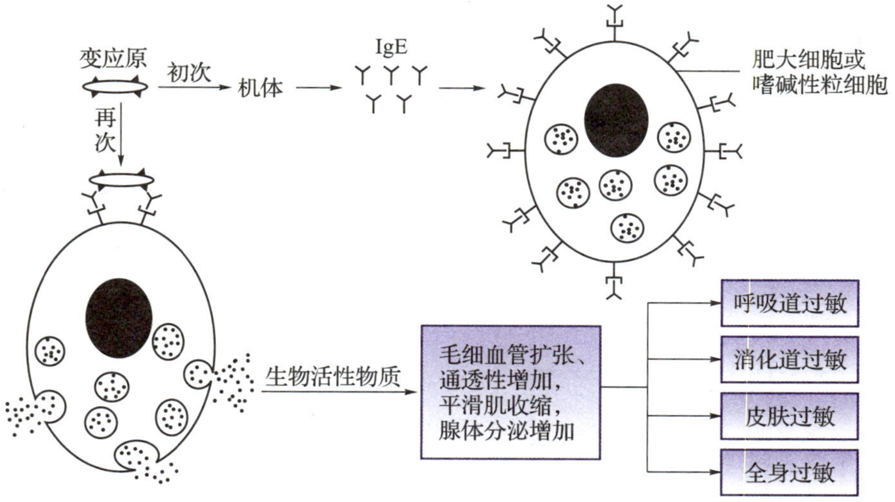

图3-20　Ⅰ型超敏反应发生过程示意图

(二)Ⅰ型超敏反应的特点

1. 发生快,消退也快。症状可出现在局部,也可发生在全身。
2. 常引起生理功能紊乱,很少发生组织损伤。
3. 参与的抗体为 IgE。
4. 有明显的个体差异和遗传倾向。

（三）常见临床疾病

1. 过敏性休克 为全身过敏性反应。临床上主要有以下两种类型：

（1）药物过敏性休克：以青霉素引起的过敏性休克最为常见。如某些人再次注射青霉素后，可在数秒至数分钟内出现胸闷、气急及呼吸困难，甚至由于喉头水肿、支气管平滑肌痉挛而导致呼吸道阻塞、脉搏细速、血压下降等循环衰竭症状。少数情况下初次注射青霉素也可发生过敏性休克，这可能与患者曾经使用过被青霉素污染的注射器或从空气中吸入青霉菌孢子而使机体处于致敏状态有关。因此，临床上在使用青霉素等易引起过敏性休克的药物前必须进行皮肤过敏试验。此外，普鲁卡因、头孢菌素、链霉素等也可引起药物过敏性休克。

（2）血清过敏性休克：临床上使用动物免疫血清，如破伤风抗毒素、白喉抗毒素进行紧急预防或治疗时，也可引起过敏性休克。故临床使用动物免疫血清前，也应进行皮肤过敏试验。近年来，由于异种动物免疫血清的纯化，临床上此类过敏反应已较少见。

2. 呼吸道过敏反应 可因吸入植物花粉、尘螨、真菌和动物皮毛等变应原或呼吸道感染引起。临床以过敏性鼻炎和支气管哮喘最为常见。

3. 消化道过敏反应 有些人在食入鱼、虾、蟹、蛋等食物或服用某些药物后可出现恶心、呕吐、腹痛、腹泻等胃肠道过敏反应。少数情况下还可伴皮肤过敏反应或全身过敏性休克。

4. 皮肤过敏反应 可由花粉、药物、食物、油漆、羽毛和肠道寄生虫感染等引起。主要表现为皮肤荨麻疹、湿疹和血管性水肿等。

（四）防治原则

1. 检测变应原 查明变应原，并避免与之接触，是预防Ⅰ型超敏反应的最有效的方法。

（1）询问病史：详细询问患者及家族过敏史，查明变应原，避免与其接触。

（2）皮肤过敏试验：是临床检测变应原最常用的方法，以皮内注射方式最为广泛。临床上常用的皮肤过敏试验有青霉素皮试、抗毒素皮试等。

2. 脱敏治疗

（1）异种免疫血清脱敏疗法：适合抗毒素皮试阳性但又必须注射者。具体方法是采用小剂量、短间隔（20～30 分钟）、连续多次皮下注射抗毒素。但这种脱敏是暂时的，很快会重建致敏状态，以后再注射异种动物血清时，仍需做皮肤过敏试验。

（2）特异性变应原脱敏疗法：对某些已查明但日常生活中又难以避免的变应原，如植物花粉、尘螨等，可采用小剂量、间隔较长时间（1 周左右）、多次皮下注射相应变应原的方法，进行脱敏治疗。

3. 药物治疗 根据超敏反应的发生过程，针对性地选择相应的药物，有效阻断、干扰或抑制超敏反应的任何一个环节，均可达到治疗的目的。常用抗过敏药物有肾上腺素、苯海拉明、扑尔敏、葡萄糖酸钙等，其作用机制及临床应用将在《药物应用护理》课程介绍。

二、Ⅱ型超敏反应

Ⅱ型超敏反应因结果导致抗原靶细胞溶解或损伤，所以又称细胞毒型或细胞溶解型超敏反应。

（一）参与Ⅱ型超敏反应的主要物质及其作用

1. 靶细胞及其表面抗原

（1）靶细胞：人体正常组织细胞、改变的自身组织细胞及结合了外来抗原或半抗原的自身组织细胞，均可成为Ⅱ型超敏反应中被攻击杀伤的靶细胞。

（2）靶细胞表面的抗原：①同种异型抗原（如 ABO 血型抗原、Rh 抗原、HLA 等）；②修饰的自身抗原（如感染、理化因素、药物等所致改变的自身抗原）；③异嗜性抗原（如链球菌与人体肾脏、心肌等组织之间存在交叉抗原）。

2. 抗体　参与的抗体主要是 IgG 和 IgM。

3. 补体和效应细胞　参与的效应物质除抗体、补体外，还有吞噬细胞和 NK 细胞两类效应细胞。靶细胞表面的抗原与相应的 IgG 或 IgM 类抗体结合后，通过三条途径破坏靶细胞：①激活补体，溶解靶细胞；②激活吞噬细胞，吞噬靶细胞；③激活 NK 细胞，杀伤靶细胞（图 3－21）。

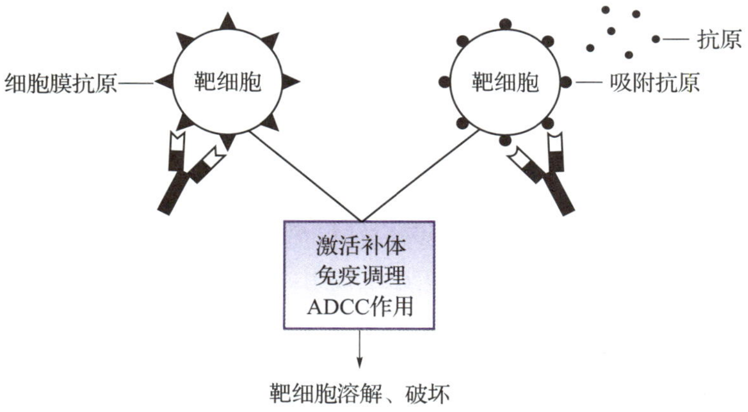

图 3－21　Ⅱ型超敏反应免疫损伤机制示意图

（二）Ⅱ型超敏反应的特点

1. 由靶细胞表面抗原（自身、修饰或交叉抗原等）引起，最终导致靶细胞损伤。
2. 介导的抗体主要是 IgG、IgM。
3. 补体、吞噬细胞和 NK 细胞等效应物质参与。

（三）临床常见疾病

1. 输血反应　常发生于 ABO 血型不符的输血。如将 A 型人血输到 B 型人体内，由于 A 型血红细胞表面有 A 抗原，B 型受血者血浆中有天然抗 A 抗体（IgM），两者结合后可激活补体，引起溶血反应。因此，输血前应严格查对制度，避免输血反应的发生。

2. 药物过敏性血细胞减少症　临床上许多药物，如青霉素、磺胺等可作为半抗原与红细胞、白细胞或血小板结合后成为完全抗原，刺激机体产生相应抗体。当抗体与血细胞上抗原结合后，导致血细胞溶解，出现相应的血细胞减少症。

3. 新生儿溶血症　可因母子间 Rh 血型不符引起。血型为 Rh^- 的母体由于输血、妊娠后流产或分娩时，血液或胎儿 Rh^+ 红细胞进入体内而产生抗 Rh 抗体（主要为 IgG）。当母体妊娠或再次妊娠时，若胎儿血型仍为 Rh^+，则母体内 IgG 类抗 Rh 抗体便可通过胎盘进入胎儿体内，与胎儿 Rh^+ 红细胞结合，导致胎儿红细胞溶解破坏，引起流产或新生儿溶血症。母子间 ABO 血型不符也可引起新生儿溶血症，但症状一般较轻。

4. 自身免疫性溶血性贫血　服用甲基多巴类药物或因某些病毒（如流感病毒、EB 病毒等）感染后，红细胞膜表面的成分可发生改变，形成自身抗原，刺激机体产生抗红细胞自身抗体，与具有自身抗原的红细胞结合后，可导致自身免疫性溶血性贫血。

三、Ⅲ型超敏反应

Ⅲ型超敏反应是由中等大小可溶性免疫复合物引起的血管炎症性损伤，故又称为免疫复合物型或血管炎型超敏反应。

（一）参与Ⅲ型超敏反应的主要物质及其作用

1. 介导的抗体主要为 IgG、IgM、IgA。

2. 可溶性抗原与相应抗体形成中等大小可溶性免疫复合物是Ⅲ型超敏反应的关键。

3. 补体、肥大细胞、嗜碱性粒细胞、中性粒细胞、血小板等效应物质参与。中等大小可溶性免疫复合物沉积于局部或全身多处毛细血管基底膜后，通过激活补体和在一些效应细胞（如血小板、肥大细胞、嗜碱性粒细胞、中性粒细胞等）参与作用下，引起以充血水肿、局部坏死和中性粒细胞浸润为主要特征的炎症反应和组织损伤（图 3－22）。

（二）Ⅲ型超敏反应的特点

1. 中等大小可溶性免疫复合物沉积于微血管基底膜引起血管炎症性损伤。

2. 参与的抗体主要为 IgG、IgM、IgA。

3. 补体参与反应。

4. 参与的效应细胞主要是中性粒细胞。

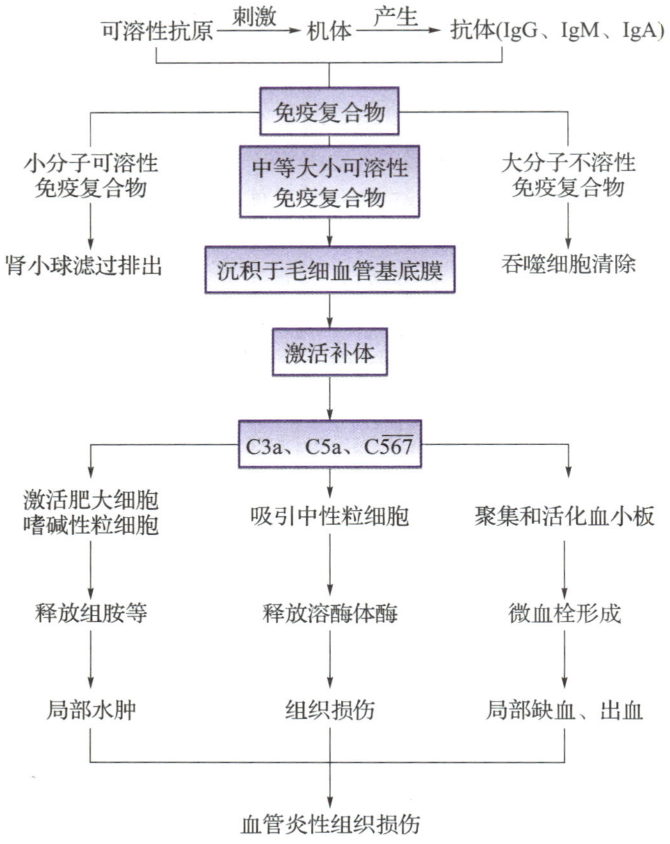

图 3－22　Ⅲ型超敏反应发生过程示意图

（三）临床常见疾病

1. 免疫复合物性肾小球肾炎　在有慢性感染或自身免疫病的情况下，因抗原持续存在，导致微血管内免疫复合物的长期沉积，引起Ⅲ型超敏反应性疾病。常见于A群链球菌感染后引起的急性肾小球肾炎。患者可出现蛋白尿、血尿和浮肿等临床表现。主要与链球菌的抗原成分与相应抗体形成中等大小可溶性免疫复合物有关。

2. 血清病　常见于初次大剂量注射抗毒素血清（马血清）7～14 天后发生。主要临床表现为发热、皮疹、关节肿胀、一过性蛋白尿等。原因是一次性大剂量注射抗毒素血清后，刺激机体产生抗马血清抗体，与体内残留的马血清结合，形成中等大小的可溶性免疫复合物所致。

3. 系统性红斑狼疮　是一种自身免疫病，病因较复杂。患者体内常出现多种抗核抗体，与循环中核抗原结合成中等大小可溶性免疫复合物，沉积于肾小球、关节、皮肤或其他部位的血管壁内，引起肾小球肾炎、关节炎、皮肤红斑及多部位脉管炎。

4. 类风湿性关节炎　病因未明，目前认为可能与病毒或支原体等病原生物的持续性感染有关。感染的病原体及其代谢产物可使患者体内 IgG 分子发生变性而成为自身抗原，从而刺激机体产生抗变性 IgG 的自身抗体（以 IgM 为主），临床上称为类风湿因子(RF)。自身抗体与变性 IgG 结合形成中等大小可溶性免疫复合物，反复沉积于小关节滑膜，引起类风湿性关节炎。

5. 局部免疫复合物病　机体的局部组织反复受到同一种抗原刺激，抗原物质将会与体内产生的相应抗体结合形成免疫复合物，在抗原入侵局部引起Ⅲ型局部超敏反应，又称 Arthus 反应。可见于胰岛素依赖型糖尿病患者。局部反复注射胰岛素后可刺激机体产生相应 IgG 类抗体，若再次注射胰岛素，在注射局部可出现红肿、出血和坏死等局部炎症反应。

四、Ⅳ型超敏反应

Ⅳ型超敏反应是由效应 T 细胞介导的免疫应答。与Ⅰ、Ⅱ、Ⅲ型超敏反应相比，Ⅳ型超敏反应发生缓慢，通常再次接触相同抗原后 24～72 小时发生，故又称为迟发型超敏反应或细胞介导型超敏反应。

（一）参与Ⅳ型超敏反应的主要物质及其作用

1. 抗原类型　引起Ⅳ型超敏反应的抗原主要有胞内寄生菌(结核分枝杆菌、伤寒沙门菌等)、病毒、真菌、寄生虫、异体移植物和某些化学物质等。

2. 主要细胞　效应 Th1 细胞、效应 Tc 细胞等介导。由此可见，Ⅳ型超敏反应与细胞免疫有着共同的物质基础，均由 T 细胞介导。但免疫效应结果不一样，前者主要引起机体组织损伤(图 3－23)，后者则以抗细胞内感染为主，两者同时发生，同时存在。

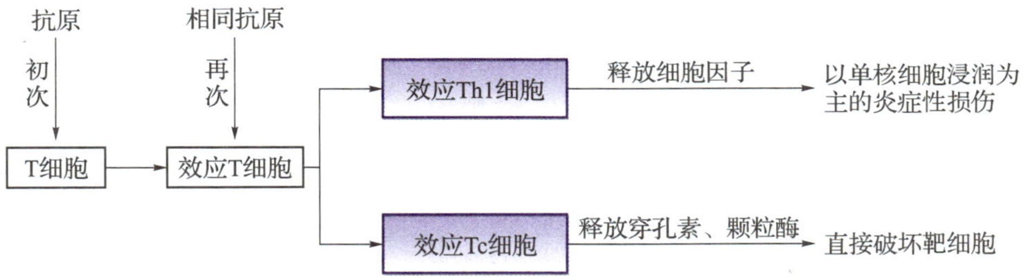

图 3－23　Ⅳ型超敏反应发生过程示意图

（二）Ⅳ型超敏反应的特点

1. 反应发生慢(24～72 小时)，消退也慢。
2. 由效应 T 细胞(效应 Th1 细胞、效应 Tc 细胞)介导，无抗体、补体参与。
3. 病变特征是以单核细胞、淋巴细胞浸润为主的炎症反应。
4. 大多无个体差异。

（三）临床常见疾病

1. 传染性超敏反应　细胞内寄生菌、病毒、真菌等在感染过程中引起的Ⅳ型超敏反应称为传染性超敏反应。如结核分枝杆菌、伤寒沙门菌等细胞内寄生菌及大部分真菌、病毒等感染时，均可引起传染性超敏反应。

2. 接触性皮炎　是一种皮肤局部Ⅳ型超敏反应。某些人与油漆、染料、化妆品、农药、塑料、某些化学药物等接触后，这些半抗原能与机体皮肤角质蛋白结合形成完全抗原，当再次接触这些变应原时，皮肤局部将会出现Ⅳ型超敏反应。患者皮肤局部出现红肿、硬结、水泡，严重时可发生剥脱性皮炎。

3. 移植排斥反应　进行同种异体组织或器官移植时，因供者与受者之间组织相容性抗原(HLA)不一致，可刺激受者机体产生Ⅳ型超敏反应，数周后移植物被排斥、坏死、脱落。

临床上遇到的超敏反应往往不是单一型，常为混合型。有的超敏反应性疾病可由多种免疫机制引起，如急性肾小球肾炎可由Ⅱ型超敏反应和Ⅲ型超敏反应引起；此外，同一种变应原在不同条件下也可引起不同类型的超敏反应，如青霉素除引起Ⅰ型超敏反应外，还能引起Ⅱ、Ⅲ、Ⅳ型超敏反应。各型超敏反应的特点比较见表3-10。

表3-10　各型超敏反应的特点比较

区别点	Ⅰ型超敏反应	Ⅱ型超敏反应	Ⅲ型超敏反应	Ⅳ型超敏反应
同义名称	速发型超敏反应或过敏反应	细胞毒型或细胞溶解型超敏反应	免疫复合物型或血管炎型超敏反应	迟发型或细胞介导型超敏反应
免疫类型	体液免疫	体液免疫	体液免疫	细胞免疫
主要特点	①发生快，消退也快 ②主要引起生理功能紊乱 ③参与的抗体为IgE ④有明显的个体差异和遗传倾向	①由靶细胞表面抗原引起，导致靶细胞损伤 ②介导的抗体主要是IgG、IgM ③补体、吞噬细胞、NK细胞等参与	①中等大小可溶性免疫复合物引起血管炎症性损伤 ②参与的抗体主要是IgG、IgM、IgA ③补体、中性粒细胞等参与	①反应慢，消退也慢 ②T细胞介导，无补体、抗体参加 ③主要引起以单核细胞、淋巴细胞浸润为主的炎症性损伤 ④一般无个体差异
临床常见疾病	①过敏性休克 ②呼吸道过敏反应 ③消化道过敏反应 ④皮肤过敏反应	①输血反应 ②药物过敏性血细胞减少症 ③新生儿溶血症 ④自身免疫性溶血性贫血	①免疫复合物性肾小球肾炎 ②血清病 ③系统性红斑狼疮 ④类风湿性关节炎 ⑤局部免疫复合物病	①传染性超敏反应 ②接触性皮炎 ③移植排斥反应

（齐永长）

第八节　免疫学应用

一、免疫学检测

免疫学检测是用免疫学方法对抗原、抗体、免疫细胞及细胞因子等进行定性或定量测定，协助诊断免疫相关疾病，探讨其发病机制，评估机体的免疫功能状态。

（一）抗原或抗体检测

1. 抗原或抗体检测的原理　在一定条件下，抗原与相应抗体在体外能特异性结合，并出现肉眼可见的反应现象（凝集、沉淀等）或通过仪器能定量分析。利用抗原或抗体检测的原理可进行抗原或抗体的定性检测或定量检测。定性检测可用已知的抗原检测未知抗体或用已知抗体检测未知抗原，如乙型肝炎病毒表面抗原的检测；定量检测是根据抗原与相应抗体特异性结合反应程度的不同，对某些物质进行定量测定，如伤寒患者体内抗体的测定。由于抗体主要存在于血清中，试验时多用血清作为标本，所以常把检测抗原、抗体的试验称为血清学反应。但随着单克隆抗体技术的应用，抗体不一定来自血清，现多以抗原抗体反应代替血清学反应一词。

2. 抗原或抗体的检测类型

（1）凝集反应：颗粒性抗原，或表面覆盖抗原（或抗体）的颗粒状物质（红细胞、聚苯乙烯胶乳等），与相应抗体（或抗原）结合后，在一定条件下形成肉眼可见的凝集团块，称为凝集反应。

①直接凝集反应：颗粒性抗原与相应抗体直接结合出现的凝集现象。常用的方法有玻片法和试管法两种。玻片法为定性试验，方法简便快捷，常用已知的抗体检测未知抗原，如人红细胞血型鉴定；试管法为半定量试验，操作简单但敏感性不高，常用已知抗原检测血清中有无相应抗体及其含量，作为临床辅助诊断及病情分析，如诊断伤寒、副伤寒的肥达反应。试管凝集试验中，抗原抗体结合出现明显凝集反应时的血清最高稀释倍数称为该血清的抗体效价（图 3－24）。

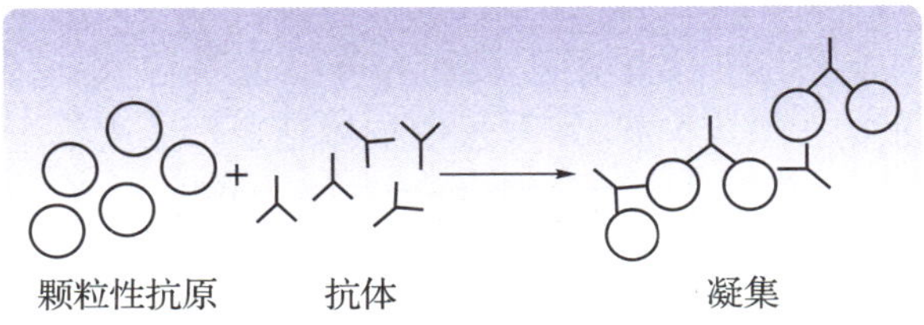

图 3－24　直接凝集反应示意图

②间接凝集反应：是将可溶性抗原吸附于与免疫无关的载体颗粒上，形成致敏载体，

再与相应抗体反应出现肉眼可见的凝集现象，称为间接（或被动）凝集反应。常用的载体颗粒有红细胞、聚苯乙烯乳胶、活性炭等，所产生的凝集反应分别称间接血凝、间接乳胶凝集和间接炭凝试验等（图 3－25）。

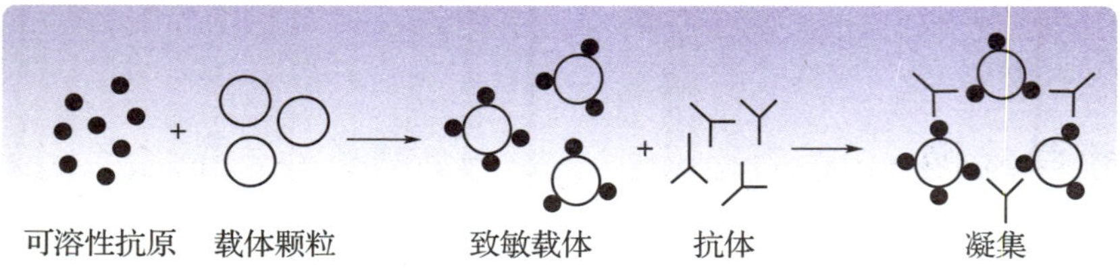

图 3－25　间接凝集反应示意图

（2）沉淀反应：可溶性抗原（如细菌的培养滤液、细胞或组织的浸出液、血清蛋白等）与相应抗体在适当电解质存在下，出现肉眼可见的沉淀现象，称为沉淀反应。本法大多用半固体琼脂凝胶作为介质进行，当可溶性抗原与相应抗体在凝胶介质中扩散并相遇时，在比例合适处形成肉眼可见的白色沉淀线（或环）。琼脂扩散试验有单向琼脂扩散试验和双向琼脂扩散试验，又可与电泳结合，派生出许多方法（如火箭电泳、对流免疫电泳等）。

①单向琼脂扩散试验：简称单扩，抗原在含有抗体的琼脂凝胶板中扩散，若抗原与抗体对应，则抗原孔周围形成白色沉淀环。沉淀环直径与抗原浓度成正比。本法为定量试验，可用于各类免疫球蛋白或补体含量的测定（图 3－26）。

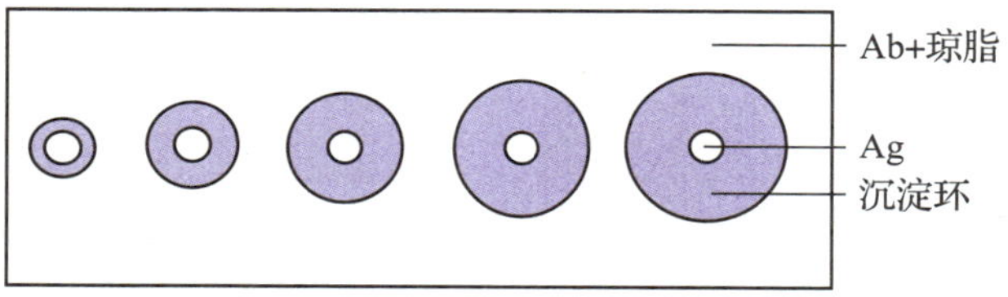

图 3－26　单向琼脂扩散试验示意图

②双向琼脂扩散试验：简称双扩，将抗原与抗体分别加入琼脂凝胶板的小孔中，两者自由向四周扩散并相遇，若两者相应，在比例合适处形成沉淀线。本法为定性试验，可测定抗原或抗体，亦可用于判断免疫血清的效价。

③火箭电泳：将单向琼脂扩散的凝胶板加入待检抗原后，将琼脂凝胶板置于电泳仪上，通电后抗原由负极向正极定向扩散，与板中抗体结合形成火箭形沉淀峰，沉淀峰的高度与抗原浓度成正比。火箭电泳需时较短，可用于快速测定抗原含量。应用范围与单扩相似。如用放射性核素标记抗体，则可增加试验的敏感性。

④对流免疫电泳：是一种通过电泳进行加速的双向琼脂扩散试验。

（3）免疫标记技术：是用酶、荧光素、放射性核素等标记物标记抗原或抗体再进行的抗原-抗体反应。通过检测能显示的标记物来检测微量抗体或抗原。本法特异性强，敏感性高。常用的方法有酶免疫技术、免疫荧光技术和放射免疫技术。临床应用最广泛的是酶联免疫吸附试验（ELISA）。

酶联免疫吸附试验是一种既可以检测抗原又可以检测抗体的免疫技术，方法简便快速。其基本方法是将抗体(抗原)包被在固相载体(聚苯乙烯微量反应板)表面，加入待检抗原(抗体)和酶标抗体(抗原)，充分反应后用洗涤的方法，使固相形成的抗原抗体复合物与其他物质分离，最后加入底物，根据酶对底物催化的显色反应程度，对标本中的抗原(抗体)进行定性或定量测定。常用的方法有两种：①间接法：用于检测特异性抗体。将已知抗原先吸附在固相载体上，加入待检的血清，如血清中含有相应的抗体，则与固相载体上抗原结合形成复合物，洗去未结合的抗体后，再加入酶标抗体(抗抗体)，洗涤后加入底物，观察显色，用目测或酶标仪测定底物颜色深浅，推测抗体的含量(图 3－27)。②双抗体夹心法：用于检测特异性抗原。将特异性抗体吸附在固相载体表面，加入待检的抗原标本，如标本中含有相应的抗原，则与载体上抗体结合成复合物，洗去未结合的抗原后，再加入酶标抗体，洗涤后加入底物显色，用目测或酶标仪测定底物颜色深浅，推测抗原的量。

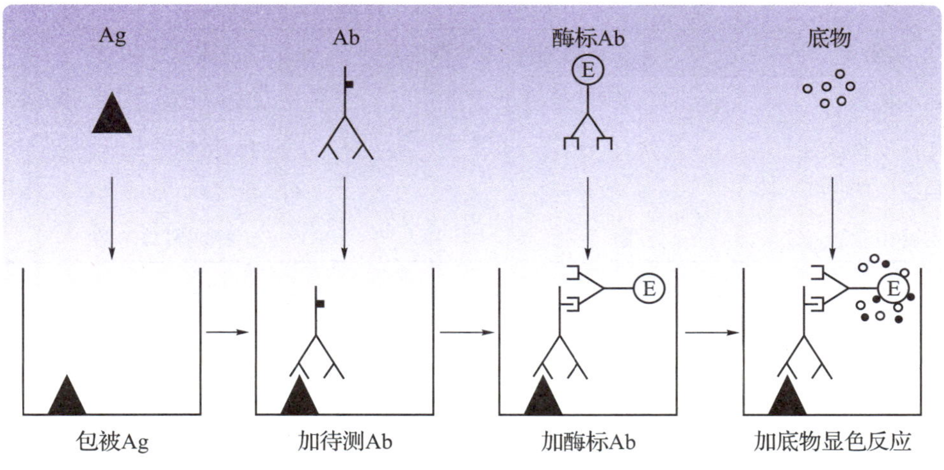

图 3－27　ELISA 间接法示意图

（二）免疫细胞功能的检测

免疫细胞功能检测包括 T 细胞、B 细胞、吞噬细胞等功能的检测，其中以 T 细胞功能检测最为重要，通过检测 T 细胞的数量及功能，了解机体的细胞免疫状态，为某些疾病的诊断及预后分析提供参考。

1. T 细胞总数测定

(1) E 花环试验：人类成熟 T 细胞表面具有绵羊红细胞受体即 CD2 分子，能在体外与绵羊红细胞结合形成花环，即 E 花环。实验时将外周血中分离的淋巴细胞与绵羊红细胞按一定的比例混合，温育后置 4℃过夜，取细胞悬液涂片染色，镜下计数淋巴细胞，凡结合有 3 个或 3 个以上绵羊红细胞的淋巴细胞即为 T 细胞。由此计算出 T 细胞占淋巴细胞的百分数，正常值为 60%～80%。

(2) T 细胞特异性抗原的检测：因 T 细胞表面具有特异性抗原成分 CD3 分子，可用抗 CD3 的单克隆荧光抗体来检测 T 细胞，在显微镜下计数荧光抗体结合的细胞即为

T淋巴细胞，正常值为60%～80%。

2. T细胞功能测定　T细胞功能测定常用T细胞增殖试验（淋巴细胞转化试验）。其原理是：当T细胞在体外培养时，若受到非特异性有丝分裂原如植物血凝素（PHA）、刀豆蛋白（ConA）等刺激（T细胞表面具有有丝分裂原受体）或特异性抗原刺激后，能转化为淋巴母细胞，通过计数T细胞转化为淋巴母细胞的转化率，间接判断T细胞功能。正常人T细胞转化率为70%左右。

二、免疫学预防

免疫学预防是根据特异性免疫的原理，用人工免疫的方法，给机体输入抗原或抗体等生物制品，使机体获得某种特异性免疫力的方法。根据输入机体的免疫物质不同，将人工免疫分为人工自动免疫和人工被动免疫两种，二者的区别见表3-11。

表3-11　人工自动免疫与人工被动免疫的区别

区别点	人工自动免疫（预防接种）	人工被动免疫
输入物质	抗原（疫苗、类毒素等）	抗体（抗毒素、丙种球蛋白等）
免疫生效时间	慢，接种后2～3周	快，接种后立即生效
免疫维持时间	长，数月至数年	短，2～3周
主要用途	预防	治疗或紧急预防

（一）人工自动免疫

1. 人工自动免疫的概念及特点　人工自动免疫又称人工主动免疫，是给机体输入疫苗、类毒素等抗原生物制品，经过一定的时间，刺激机体自动产生特异性免疫力的方法，亦称预防接种。其特点是免疫力出现较慢，但维持时间长，可达数月至数年，主要用于传染病的预防。

2. 人工自动免疫常用的生物制剂

（1）疫苗：习惯上将细菌性制剂、病毒性制剂以及类毒素等人工自动免疫制剂统称为疫苗。

①灭活疫苗：又称死疫苗，是选用免疫原性强的病原体，经人工大量培养后，用理化方法灭活制成的生物制剂。死疫苗在机体内不能增殖，产生的免疫力低，故必须多次注射，且量相对要大。但死疫苗有安全、稳定、易保存和运输的优点。常用的死疫苗有伤寒副伤寒甲乙联合疫苗、钩端螺旋体疫苗、乙型脑炎疫苗、百日咳疫苗、人用狂犬病疫苗等。

②减毒活疫苗：是用减毒或基本无毒的活的病原微生物制成的疫苗，即通常所说的活疫苗。活疫苗在机体内能增殖，能持续刺激免疫系统引起免疫应答，一般只需接种一次，且用量较小。但活疫苗稳定性差，不易保存，有毒力回复突变的可能，故制备和鉴定必须严格，需低温保存，且保存时间不长。常用的活疫苗有卡介苗、麻疹疫苗、脊髓灰质炎疫苗等。

新型疫苗

人工自动免疫常用的生物制剂除传统的疫苗(灭活疫苗、减毒活疫苗)及类毒素外,还有新型疫苗。新型疫苗是指用能诱导产生有效保护性反应的病原体抗原成分或DNA等制备的疫苗。包括:亚单位疫苗、结合疫苗、合成肽疫苗、基因工程疫苗、抗独特型疫苗、多糖交联疫苗、瘤苗和避孕疫苗等。有些已经用于疾病的防治,部分正在临床试验阶段。随着研究的不断深入,新型疫苗将发挥更大的作用。

(2) 类毒素:是将细菌外毒素用0.3%～0.4%甲醛处理后,使其失去毒性,保留其免疫原性,即为类毒素。例如白喉类毒素、破伤风类毒素等。类毒素可与灭活疫苗混合制成联合制剂使用,如百日咳鲍特菌灭活疫苗与白喉类毒素、破伤风类毒素混合制成的百白破三联疫苗。

(二) 人工被动免疫

1. 人工被动免疫的概念及特点　人工被动免疫是给机体输入抗体等制剂,使机体立即获得某种特异性免疫力的方法。其特点是免疫作用快,输入后立即获得,但维持时间短,一般只有2～3周,主要用于传染病的治疗或紧急预防。

2. 人工被动免疫常用的生物制剂

(1) 抗毒素:是用类毒素多次免疫马,取马血清分离纯化而成。抗毒素具有中和外毒素毒性的作用,可用于治疗或紧急预防某些细菌外毒素所致的疾病,如白喉抗毒素、破伤风抗毒素等。来源于动物的免疫血清(抗毒素),对人体有二重性,既是抗体,又是异种抗原,因此,注射抗毒素前必须做皮肤过敏试验。

(2) 人免疫球蛋白制剂 :包括血浆丙种球蛋白和胎盘丙种球蛋白。人血浆丙种球蛋白是正常人血浆提取物,含IgG和IgM;而胎盘丙种球蛋白则是从健康产妇胎盘血液中提取,主要含IgG。因多数成人已隐性感染或显性感染过麻疹、脊髓灰质炎和甲型肝炎等传染病,血清中含有相应的抗体。所以,肌内注射这两种丙种球蛋白制剂,可用于麻疹、脊髓灰质炎、甲型肝炎等病毒性疾病及其他感染性疾病的预防。

三、免疫学治疗

免疫学治疗是应用某些生物制剂或药物来改变机体的免疫状态,以达到治疗疾病的目的。常见的免疫治疗方法有免疫增强、免疫抑制和免疫重建。

(一) 免疫增强

免疫增强是指用物理、化学或生物手段来增强机体的免疫功能。免疫增强可用于感染、肿瘤、免疫缺陷病的治疗。增强机体免疫功能的制剂称为免疫增强剂。

(二) 免疫抑制

免疫抑制是指用物理、化学或生物手段抑制机体的免疫功能。免疫抑制疗法主要用于治疗自身免疫病、移植排斥反应、超敏反应病和炎症等。抑制机体免疫功能的制剂称为免疫抑制剂。

（三）免疫重建

免疫重建是将免疫功能正常个体的造血干细胞或淋巴细胞移植给免疫缺陷个体，使后者免疫功能得到全部或部分恢复。目前多用于治疗再生障碍性贫血、白血病及免疫缺陷病等。包括骨髓移植和脐血干细胞移植。骨髓移植是指取患者自身或健康人的骨髓输给患者，使骨髓中的干细胞进入患者体内定居、分化，帮助患者恢复造血能力。骨髓移植包括同种异体骨髓移植和自体骨髓移植。脐血干细胞免疫原性较弱，来源方便，因此可作为免疫重建细胞来源，代替同种异体骨髓移植。

（高　义）

第四章 常见病原菌

我们身边的隐性杀手——病原菌

在我们生活的环境中，处处存在着肉眼看不见的细菌。这些细菌大部分对人体是有益的，但有少部分可引起人类的疾病，称之为病原菌。这些病原菌常隐藏在食物、饮水、物品、空气及土壤中。当我们稍不留神，它们就乘机侵入机体内“安家落户”，兴风作浪，引起各种疾病。每年全世界因细菌感染造成的死亡人数超过 1 600 万人以上，约占全球死亡人数的 1/3。因此，我们要了解这些病原菌的致病特性，达到防治由其引起的各种疾病。

第一节 化脓性球菌

病原性球菌主要引起化脓性炎症，又称为化脓性球菌，主要包括革兰阳性的葡萄球菌、链球菌、肺炎链球菌和革兰阴性的脑膜炎奈瑟菌和淋病奈瑟菌。

一、葡萄球菌属

葡萄球菌属是最常见的化脓性球菌，广泛分布于自然界、人和动物的皮肤及与外界相通的腔道中，多数是不致病的。致病性葡萄球菌在正常人鼻咽部带菌率为 20%～50%，医务人员带菌率可高达 70%以上，是引起医院感染的重要细菌。

（一）生物学性状

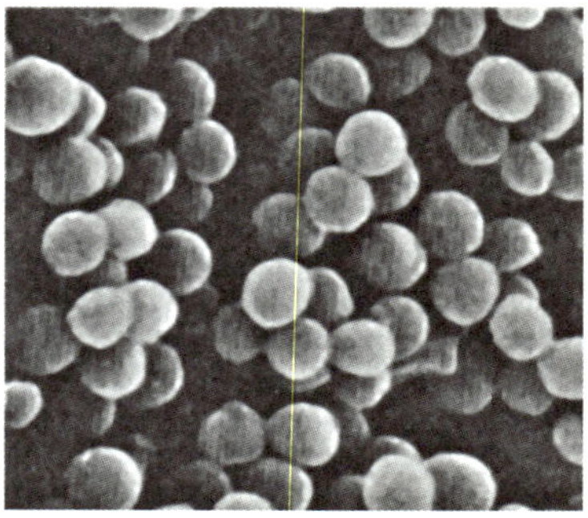

图 4-1 葡萄球菌(电镜下)

1. 形态与染色　菌体为球形，典型的排列呈葡萄串状，在脓汁或液体培养基中常成双或短链状排列，革兰染色阳性(图 4-1)。

2. 培养特性　营养要求不高，在普通培养基上生长良好，需氧或兼性厌氧。在液体培养基中呈均匀浑浊生长。在普通琼脂平板上可形成圆形、表面光滑且边缘整齐的不透明菌落。不同菌株可产生不同颜色的脂溶性色素，有助于鉴别细菌。在血琼脂平板上，多数致病菌株能形成透明的溶血环。

3. 分类　根据生化反应和色素的不同，可将葡萄球菌分为三类：金黄色葡萄球菌、表皮葡萄球菌和腐生葡萄球菌。三种葡萄球菌的主要性状见表 4-1。

4. 抵抗力　较其他无芽胞细菌强。在干燥的脓汁、痰液中可存活 2～3 个月；加热 80℃ 30 分钟才被杀死；对龙胆紫敏感；对青霉素、红霉素和庆大霉素高度敏感。但近年来耐药菌株逐年增多，对青霉素 G 耐药菌株已达 90%以上。

表 4-1 三种葡萄球菌的主要性状

性　状	金黄色葡萄球菌	表皮葡萄球菌	腐生葡萄球菌
菌落色素	金黄色	白色	白色或柠檬色
血浆凝固酶	+	-	-
分解甘露醇	+	-	-
A 蛋白(SPA)	+	-	-
溶血素	+	-	-
致病性	强	弱或无	无

（二）致病性与免疫性

1. 致病物质　金黄色葡萄球菌可产生多种侵袭性酶及毒素，致病性强。

(1) 血浆凝固酶：是一种能使含有抗凝剂的人或兔血浆发生凝固的酶。绝大多数致病菌株能产生此酶，因此，凝固酶试验常作为鉴别葡萄球菌有无致病性的重要指标。血浆凝固酶能使纤维蛋白原变成纤维蛋白，沉积在菌体表面，阻碍吞噬细胞对细菌的吞噬、杀灭，保护细菌免受体液中杀菌物质的破坏，并使感染病灶局限、脓汁黏稠。

(2) 葡萄球菌溶素：为外毒素，能溶解人与多种哺乳动物的血细胞等。

(3) 杀白细胞素：能破坏中性粒细胞和巨噬细胞，具有抵抗吞噬细胞的吞噬、增强细菌侵袭力的作用。

(4) 肠毒素：为外毒素。耐热，煮沸 30 分钟不被破坏，能引起食物中毒。

(5) 表皮剥脱毒素：能分离皮肤表皮层细胞，使表皮与真皮脱离，引起剥脱性皮炎(又称烫伤样皮肤综合征)。

(6) 毒性休克综合征毒素-1：能增强宿主对内毒素的敏感性，使毛细血管通透性增强，引起多个器官系统的功能紊乱或毒性休克综合征。

2. 所致疾病

(1) 侵袭性疾病：可通过多种途径侵入机体，主要引起化脓性炎症。局部感染包括皮肤软组织感染和内脏器官感染：如伤口化脓、毛囊炎、疖、痈、蜂窝组织炎、脓肿、气管炎、肺炎、胸膜炎、中耳炎等。全身感染有败血症和脓毒血症。

(2) 毒素性疾病：由金黄色葡萄球菌产生的外毒素引起。

①食物中毒：食入含有肠毒素食物后 1～6 小时出现急性胃肠炎症状。临床表现为呕吐、腹泻、腹痛等症状，1～2 天后恢复。

②假膜性肠炎：因长期使用广谱抗生素，引起正常菌群失调，耐药性葡萄球菌乘机在肠道中大量繁殖产生肠毒素，引起以腹泻为主的临床症状。

③烫伤样皮肤综合征：由表皮剥脱毒素引起。开始皮肤出现红斑，1～2 天后表皮起皱，继而形成大疱，最后表皮大片状脱落。此病多见于幼儿及免疫力低下者。

④中毒性休克综合征：由毒性休克综合征毒素-1 引起。主要表现为头痛、高热、红斑皮疹伴脱屑、肾功能衰竭、低血压或休克，多见于女性。常于月经期发病，死亡率高。

(三) 标本采集与检查

1. 标本采集　根据不同病型采集不同标本。如取脓汁、血液、脑脊液、呕吐物、粪便等。

2. 标本检查　先取标本涂片、革兰染色镜检，根据细菌形态、排列和染色性可作初步诊断。后将标本接种至培养基培养，根据菌落特点、凝固酶试验等鉴定是否为致病性葡萄球菌。

(四) 防治原则

注意个人卫生，及时处理皮肤创伤。加强食品卫生管理。严格无菌操作，防止医源性感染。合理使用抗生素，根据药敏试验选择药物。

二、链球菌属

链球菌属是另一大类常见化脓性球菌。广泛分布于自然界以及人和动物呼吸道、肠道等处。

(一) 生物学性状

1. 形态与染色　球形，链状排列，长短不一，链的长短与菌种和生长环境有关，革兰染色阳性(图 4-2)。

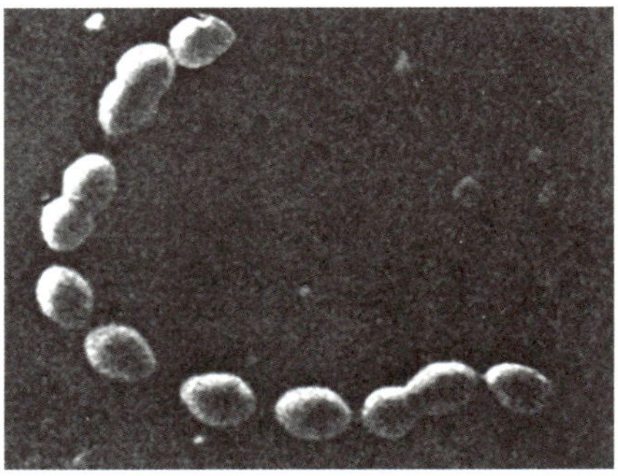

图 4-2　链球菌(电镜下)

2. 培养特性　营养要求较高，需氧或兼性厌氧。在含血液、血清等培养基上才能生长。在肉汤培养基中易形成絮状沉淀。在血平板上形成圆形、灰白色的细小菌落，不同菌株溶血不一。

3. 抗原构造与分类

(1) 抗原构造：较复杂，主要有三种：①多糖抗原：又称 C 抗原，存在于细胞壁，有群特异性，是链球菌群的分类依据；②蛋白质抗原：又称表面抗原，位于C抗原外层，有型特异性，与致病有关的是M蛋白抗原；③核蛋白抗原：又称P抗原，无特异性，各类链球菌均相同。

（2）分类

①根据血平板上的溶血现象分为：a. 甲型溶血性链球菌：菌落周围有1～2 mm的草绿色溶血环，故亦称草绿色链球菌，属条件致病菌；b. 乙型溶血性链球菌：菌落周围有2～4 mm的透明溶血环，亦称溶血性链球菌，致病力强，可引起人和动物多种疾病；c. 丙型链球菌：菌落周围无溶血环，一般不致病。

②根据C抗原的不同，可将链球菌分为A、B、C等20群，对人类致病的90%属A群。A群链球菌根据M蛋白不同可分100多个型。

4. 抵抗力　较弱，60℃ 30分钟即被杀死，对一般消毒剂敏感。对青霉素、红霉素、磺胺等敏感，青霉素是链球菌感染的首选药物。

（二）致病性与免疫性

1. 致病物质　A群链球菌有较强的侵袭力，产生多种外毒素和侵袭性酶。

（1）侵袭力：与多种因素有关。

①菌体表面结构：a. 脂磷壁酸：存在于链球菌胞壁中，是该菌定居在机体皮肤和呼吸道黏膜等表面的主要侵袭因素；b. M蛋白：具有抗吞噬作用，与心肌、肾小球基底膜有共同抗原，可导致某些超敏反应性疾病的发生。

②侵袭性酶类：a. 链激酶：又称溶纤维蛋白酶，能使血液中的纤维蛋白酶原转化成纤维蛋白酶，溶解血块或阻止血液凝固，有助于细菌扩散；b. 链道酶：又称DNA酶，能分解脓液中高黏性DNA，使脓液稀薄，促进细菌扩散；c. 透明质酸酶：又称扩散因子，能分解细胞间质中的透明质酸，使细菌易在组织中扩散。

（2）外毒素

①链球菌溶血素：有溶解红细胞、破坏白细胞和损伤心肌的作用。根据对氧的稳定性不同分为链球菌溶血素O(SLO)和链球菌溶血素S(SLS)两种。其中SLO对氧敏感，免疫原性强，85%～90%的链球菌感染者，于感染2～3周后可检出SLO的抗体，可协助诊断与链球菌感染有关的疾病。SLS对氧稳定，无免疫原性，但溶血能力较强，与血平板上的溶血环形成有关。

②致热外毒素：又称红疹毒素，是引起猩红热的主要毒性物质，为蛋白质，免疫原性强，对机体具有致热作用和细胞毒作用，主要引起发热和皮疹等。

2. 所致疾病　人体链球菌感染性疾病90%由A群链球菌引起，可分为化脓性感染、中毒性疾病和超敏反应性疾病三类。

（1）化脓性感染：有丹毒、脓疱疮、蜂窝织炎、扁桃体炎、咽喉炎、中耳炎、脑膜炎、淋巴管炎、淋巴结炎、产褥热及败血症等。A群链球菌引起的局部化脓性炎症的特点是病灶周围界限不清，且脓汁稀薄。

（2）中毒性疾病：猩红热，为儿童急性呼吸道传染病，主要表现为发热、咽炎、全身弥散性鲜红色皮疹。

（3）超敏反应性疾病：急性肾小球肾炎及风湿热。

其他链球菌在一定条件下也可致病，如甲型溶血性链球菌是口腔正常菌群，但当拔牙或摘除扁桃体时可侵入血流引起亚急性细菌性心内膜炎；变异甲型链球菌与龋齿的发生有密切关系。

"虫牙"是细菌引起的一种感染性疾病

"虫牙"医学上称为龋齿，是发生在牙体硬组织的一种慢性、进行性、破坏性疾病。此病的发生主要与口腔中存在的变异甲型链球菌有关。该菌能产生糖基转移酶，能分解口腔食物残渣中的蔗糖，产生高分子量、黏性大的不溶性葡聚糖，借此将口腔中大量细菌黏附于牙面形成菌斑。菌斑中的细菌，尤其是其中的乳酸杆菌能发酵食物残渣中的多种糖类物质产生大量的酸，使局部 pH 降到4.5 左右，导致坚硬的牙体组织即牙釉质、牙骨质和牙本质中无机物脱钙软化，造成龋损，即龋洞。预防龋齿的有效方法是讲究口腔卫生，养成良好的刷牙卫生习惯，以减少口腔中细菌的数量，抑制菌斑的形成。

（三）标本采集与检查

1. 标本采集　根据感染性质可采集脓汁、咽拭子、血液等不同标本。

2. 标本检查　①病原学检查：通过直接涂片染色及分离培养进行病原学鉴定；②血清学试验：抗链球菌溶血素 O 试验（ASO）可测定病人血清中抗链球菌溶血素 O 抗体含量，常用于风湿病的辅助诊断。活动性风湿热患者血清中抗 O 抗体效价一般超过 1∶400以上。

（四）防治原则

链球菌感染主要通过飞沫传播，应及时治疗病人及带菌者，以减少传染源。注意对空气、医疗器械和敷料等消毒与灭菌。对急性咽峡炎和扁桃体炎患者，须彻底治疗，防止发生急性肾小球肾炎、风湿热及亚急性细菌性心内膜炎。治疗首选青霉素。

三、其他常见化脓性球菌

除葡萄球菌和链球菌外，化脓性球菌还有肺炎链球菌、脑膜炎奈瑟菌和淋病奈瑟菌等（表 4－2）。

表 4－2　其他常见化脓性球菌

菌　名	主要生物学性状	致病物质	传播途径	所致疾病	防治原则
肺炎链球菌	革兰阳性菌，成双排列，菌体呈矛头状，宽端相对，尖端相背，有荚膜	荚膜	呼吸道	大叶性肺炎	提高免疫力；预防用疫苗；治疗用青霉素、红霉素等

菌　名	主要生物学性状	致病物质	传播途径	所致疾病	防治原则
脑膜炎奈瑟菌	革兰阴性菌，成双排列，菌体呈肾形，凹面相对，有荚膜和菌毛；对冷、干燥极敏感，故标本应保暖和保湿，立即送检	内毒素、荚膜、菌毛	呼吸道	流行性脑脊髓膜炎	患者早发现、隔离、治疗；特异性预防接种流脑疫苗；治疗选用青霉素和磺胺类药物
淋病奈瑟菌	类似脑膜炎奈瑟菌	菌毛、荚膜、外膜蛋白、IgA1蛋白酶	性接触、间接接触被污染的浴盆、毛巾和衣物等；新生儿可经产道感染	淋病和新生儿淋病性结膜炎	加强卫生宣教，取缔娼妓；治疗用青霉素和淋必治，新生儿可用1%硝酸银滴眼

第二节　肠道杆菌

肠道杆菌是一大群寄生在人和动物肠道中，生物学性状相似的革兰阴性细菌。一般随人和动物的粪便排出，广泛分布于水、土壤和腐物中。大多数为肠道的正常菌群，少数为致病菌，如伤寒沙门菌、痢疾志贺菌等。

肠道杆菌具有以下共同生物学特性：

1. 形态与结构　均为中等大小的革兰阴性杆菌。多数有鞭毛（志贺菌属例外）和菌毛，少数有荚膜或包膜，无芽胞。

2. 培养特性　需氧或兼性厌氧，在普通琼脂平板上生长良好。在含乳糖的 SS 琼脂平板上，肠道非致病菌能分解乳糖产酸，形成有色菌落，而肠道致病菌不分解乳糖，故形成无色菌落。借此可鉴别肠道致病菌与非致病菌。

3. 生化反应　活泼，能分解多种糖和蛋白质，产生不同的代谢产物，常用以鉴别细菌。

4. 抗原构造　比较复杂，包括菌体（O）抗原、鞭毛（H）抗原和表面抗原三种。其中 O 和H 抗原是肠道杆菌血清学试验鉴定的依据。

5. 抵抗力　不强，60℃经 30 分钟即被杀死，对一般化学消毒剂敏感。

一、埃希菌属

埃希菌属有 6 个种，其中大肠埃希菌（俗称大肠杆菌）是临床最常见、最重要的一个菌种。大肠埃希菌是肠道中重要的正常菌群，能合成少量维生素（维生素 B 和维生素 K）

供人体吸收利用，但可成为条件致病菌引起肠道外感染。某些菌株致病性强，能引起肠道感染。

（一）致病性

1. 致病物质

（1）侵袭力：包括菌毛的黏附、K 抗原的抗吞噬等作用。

（2）肠毒素：为外毒素，分为耐热肠毒素（ST）和不耐热肠毒素（LT），可引起腹泻。

2. 所致疾病

（1）肠道外感染：大肠埃希菌可成为条件致病菌，主要引起泌尿系统感染，多见于女性，如尿道炎、膀胱炎、肾盂肾炎等，也可引起胆囊炎、腹膜炎、阑尾炎、新生儿脑膜炎和术后创口感染等。

（2）肠道感染：致病性大肠埃希菌可直接引起人类肠道感染，导致各种腹泻。

（二）卫生细菌学意义

大肠埃希菌不断随人和动物的粪便排出体外，污染周围环境、水源、饮料、食品等。样品中检出此菌愈多，表示其被粪便污染的程度愈严重，并间接提示有肠道致病菌污染的可能。所以，卫生学上常以“大肠菌群数”作为饮水、食品等被粪便污染的指标之一。我国饮水卫生标准规定：大肠菌群数在每升饮水中不得超过 3 个。

（三）防治原则

加强饮食卫生及水源、粪便管理，防止胃肠炎发生。提高机体免疫力，防止内源性感染。治疗可选择磺胺类药物、庆大霉素、新生霉素、诺氟沙星等。

二、沙门菌属

沙门菌属是一群寄生于人和动物肠道中，形态、生化反应和抗原构造相似的革兰阴性杆菌（图 4－3）。该属细菌型别繁多，对人类致病的主要是伤寒沙门菌、甲型副伤寒沙门菌、肖氏沙门菌、希氏沙门菌；对人和动物均致病的有猪霍乱沙门菌、鼠伤寒沙门菌、肠炎沙门菌等。

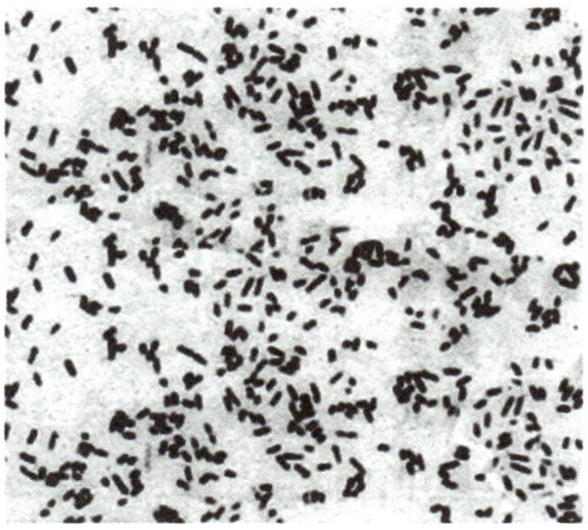

图 4－3　伤寒沙门菌（光镜下）

（一）致病性与免疫性

1. 致病物质

（1）侵袭力：菌毛可黏附于小肠黏膜上皮细胞；Vi 抗原具有抗吞噬、阻挡抗体和补体的作用。

（2）内毒素：该菌产生毒性较强的内毒素，可以引起机体发热、白细胞减少、中毒性休克等。

（3）肠毒素：由某些沙门菌（如鼠伤寒沙门菌）产生，可引起食物中毒。

2. 所致疾病

（1）肠热症（伤寒与副伤寒）：由伤寒沙门菌或甲型副伤寒沙门菌、肖氏沙门菌、希氏沙门菌感染引起。伤寒病程约 4 周，副伤寒病程较短，症状较轻。传染源为病人及带菌者。

病原菌经口进入小肠，侵入小肠壁及肠系膜淋巴组织繁殖后进入血流，引起第一次菌血症，病人出现发热、不适、全身疼痛等前驱症状。细菌随血流播散至肝、脾、肾、胆囊和骨髓等器官，并在其中大量繁殖后再次入血，形成第二次菌血症，患者可出现持续高热、相对缓脉、外周血白细胞减少、肝脾肿大、皮肤玫瑰疹等全身中毒症状。胆囊中的细菌随胆汁进入肠道，一部分随粪便排出，另一部分再次侵入肠壁淋巴组织，使已致敏的肠壁组织发生Ⅳ型超敏反应，导致局部坏死和溃疡，若吃粗糙食物易引起肠出血和肠穿孔等并发症。肾中细菌可随尿液排出。若无并发症，自第 3 周后病情开始好转。

(2) 食物中毒：为最常见的沙门菌感染。主要由于食入污染鼠伤寒沙门菌、猪霍乱沙门菌、肠炎沙门菌等的食物而引起急性胃肠炎症状，2～3 天可自愈。

(3) 败血症：多由猪霍乱沙门菌、希氏沙门菌、鼠伤寒沙门菌、肠炎沙门菌等引起。常发生在儿童和免疫力低下的成人。

(4) 无症状带菌者：肠热症中有 1%～5%的患者，在症状消失后 1 年或更长时间粪便中仍可检出相应的细菌，称为无症状带菌者。其是肠热症传播的重要传染源。

3. 免疫性　肠热症后可获得持久的免疫力，以细胞免疫为主。

（二）标本采集与检查

1. 标本采集　肠热症根据病程不同采集相应的标本。第 1 周取静脉血；第1～3 周取骨髓；第 2 周起取粪便和尿液。食物中毒取可疑食物或呕吐物；败血症取血液。

2. 标本检查

(1) 病原学检查：标本经增菌或接种选择培养基，培养后挑取可疑无色半透明菌落作生化反应和血清学鉴定。

(2) 血清学试验：常用肥达反应。用已知伤寒沙门菌 O、H 抗原和甲型副伤寒沙门菌、肖氏沙门菌、希氏沙门菌 H 抗原与病人血清做定量凝集试验，测定病人血清中相应抗体及其含量，以辅助诊断肠热症。

（三）防治原则

及时发现、隔离、治疗病人和带菌者。加强食品、饮水卫生及粪便管理。对易感人群注射新一代伤寒 Vi 荚膜多糖疫苗，进行特异性预防。治疗常选用环丙沙星、氨苄青霉素、氯霉素等。

三、志贺菌属

志贺菌属是引起人类细菌性痢疾的病原菌，俗称痢疾杆菌。依据抗原及生化反应不同可将志贺菌分为 A(痢疾志贺菌)、B(福氏志贺菌)、C(鲍氏志贺菌)、D(宋内志贺菌)四个群。在我国流行的主要是 B 群，其次是 D 群。

（一）致病性与免疫性

1. 致病物质

（1）菌毛：能黏附结肠黏膜上皮细胞表面，利于细菌侵入细胞内繁殖。

（2）内毒素：使肠壁通透性增加，促进内毒素吸收；破坏肠黏膜形成炎症、溃疡，表现出典型的黏液脓血便；作用于肠壁植物神经引起肠道平滑肌痉挛，出现腹痛、腹泻、里急后重等症状。

（3）外毒素：由 A 群志贺菌产生，称为志贺毒素。该毒素具有肠毒性、细胞毒性、神经毒性，引起水样腹泻、细胞坏死和神经麻痹。

2. 所致疾病　引起细菌性痢疾，简称菌痢。传染源主要是病人和带菌者。传播途径主要经粪-口途径进入肠道。细菌性痢疾临床一般分为三种类型：

（1）急性菌痢：潜伏期 1～3 天，起病急骤，常有发热、腹痛、腹泻、黏液脓血便和里急后重等典型的症状。及时治疗，预后良好。

（2）慢性菌痢：常因治疗不彻底引起，病程迁延 2 个月以上，常反复发作。

（3）中毒性菌痢：以儿童多见，常无明显的肠道症状，主要临床表现有高热、惊厥、昏迷、休克、中毒性脑病、多器官功能衰竭等症状，死亡率高。

3. 免疫性　病后可获得一定程度的免疫力，维持时间较短，主要以 sIgA 为主。

（二）标本采集与检查

1. 标本采集　在患者服用抗生素前，取新鲜粪便的脓血或黏液部分，立即送检。中毒性菌痢可取肛拭子。

2. 标本检查　标本接种于肠道选择培养基上，取可疑菌落做生化反应和血清学试验进行鉴定。

（三）防治原则

对病人和带菌者要早诊断、早隔离、早治疗。加强食品、饮水卫生及粪便管理，做好防蝇灭蝇。采用多价减毒活疫苗进行特异性预防。治疗常选用诺氟沙星、氨苄青霉素、庆大霉素等，但易出现多重耐药菌株，给治疗带来困难。

四、变形杆菌属

变形杆菌属广泛分布于自然界及人和动物的消化道中，为条件致病菌，主要引起泌尿系统感染、食物中毒及婴幼儿腹泻。

营养要求不高，在普通琼脂平板上呈扩散生长，形成波纹状菌苔，称为迁徙生长现象。

本属菌中某些菌株如 X_{19}、X_2、X_K 菌株的菌体抗原（OX_{19}、OX_2、OX_K）与某些立克次体有共同抗原，故可用以代替立克次体作为抗原与可疑斑疹伤寒或恙虫热病人血清进行凝集反应，辅助诊断相应的立克次体病，此试验称外斐试验。

第三节 弧菌属

弧菌属是一大群菌体短小、弯曲呈弧状的革兰阴性菌。分布广泛，以水中最多。对人致病的主要有霍乱弧菌和副溶血性弧菌，分别引起霍乱和食物中毒。

一、霍乱弧菌

“悲怆交响曲”——霍乱带走柴可夫斯基

1893年11月夺去伟大的作曲家柴可夫斯基性命的元凶，就是小小的霍乱弧菌。当时他在圣彼得堡演出期间，因喝了不清洁的水，很快出现了剧烈的上吐下泻，几日后陷入昏迷并去世。霍乱是一种烈性消化道传染病，此病传播迅速，病死率高。它最初的发源地在美丽富饶的印度恒河三角洲，在当地流行已数百年之久。直到19世纪初叶，由于交通往来频繁，霍乱才由印度传播到世界各地。在100多年的时间内，共造成8次世界性大流行。

霍乱弧菌是引起人类霍乱的病原体。霍乱是一种烈性消化道传染病，历史上曾引起多次世界性大流行，死亡率甚高。霍乱弧菌分为古典生物型和埃尔托(El Tor)生物型。

(一) 主要生物学性状

霍乱弧菌呈弧形，革兰染色阴性。有单鞭毛和菌毛，运动活泼(图4-4)。营养要求不高，需氧或兼性厌氧，耐碱，在pH 8.4～9.2的碱性培养基中生长良好。该菌抵抗力较弱，对热、干燥、酸及化学消毒剂等均敏感。正常胃酸中仅能存活4分钟；100℃ 2分钟即可被杀死；用1∶4比例的漂白粉处理患者排泄物或呕吐物1小时可达到消毒目的。在水中可存活1～3周。

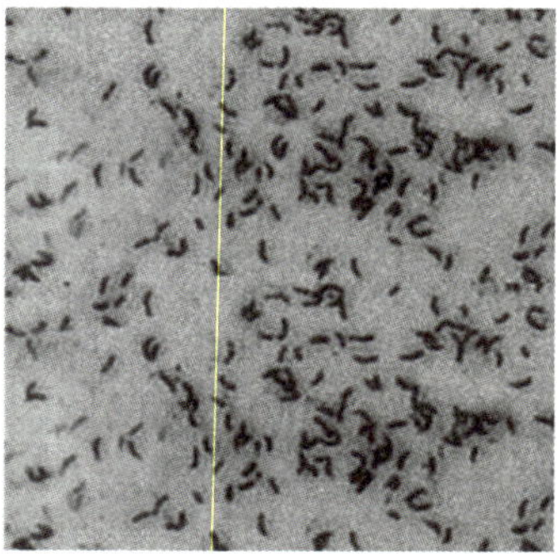

图4-4 霍乱弧菌(光镜下)

(二) 致病性与免疫性

1. 致病物质

(1) 鞭毛与菌毛：鞭毛运动可帮助细菌穿过黏膜黏液层，再由菌毛使细菌黏附于肠黏膜细胞。

(2) 霍乱肠毒素：为外毒素，化学成分为蛋白质，具有强烈的致泻作用，导致严重的呕吐与腹泻。

2. 所致疾病 引起霍乱。人是唯一易感者，传染源为病人及带菌者，主要通过污染的水源或食物经口感染。一般在食入病菌后2～3天患者出现剧烈腹泻(米泔水样便)和呕吐，导致严重脱水、酸碱平衡紊乱、微循环衰竭，甚至休克或死亡。

3. 免疫性 病后可获得牢固免疫力，以肠道局部黏膜的 sIgA 免疫为主。

（三）标本采集与送检

由于霍乱弧菌不耐酸和干燥，采集病人“米泔水”样粪便或呕吐物后，应立即送检。不能及时送检的标本可放入保存液中，由专人送检。

（四）防治原则

及时发现、隔离、治疗病人，严格处理病人吐泻物。加强国境检疫，做好疫情报告。加强食品、饮水卫生及粪便管理。养成良好饮食卫生习惯。接种霍乱疫苗进行特异性预防。对病人应及时补充水和电解质，并合理使用抗生素治疗。

二、副溶血性弧菌

副溶血性弧菌是一种嗜盐性弧菌。菌体呈多形性，革兰染色阴性，有单鞭毛。在 3.5%的 NaCl 培养基中生长良好，无盐则不生长。不耐热和酸，90℃ 1 分钟即被杀死，1%醋酸或 5%食醋中 1 分钟即死亡。

本菌存在于近海岸的海水及海产品中。人食入被本菌污染的海产品或盐腌制品而发生食物中毒，主要症状有腹痛、腹泻、呕吐、水样便和发热等。病程短，可自愈。治疗可选用诺氟沙星、庆大霉素等。

第四节 厌氧性细菌

厌氧性细菌是一大群必须在无氧环境下才能生长的细菌，包括厌氧芽胞梭菌和无芽胞厌氧菌。厌氧芽胞梭菌为革兰阳性菌，因芽胞直径大于菌体，使菌体膨大成梭状，故称梭菌。多数为腐生菌，少数为致病菌。引起人类疾病的主要有破伤风梭菌、产气荚膜梭菌和肉毒梭菌等。

一、破伤风梭菌

破伤风梭菌是引起破伤风的病原菌，广泛分布于自然界及人和动物的肠道中。常发生于创伤和产后感染，病死率高。

（一）主要生物学性状

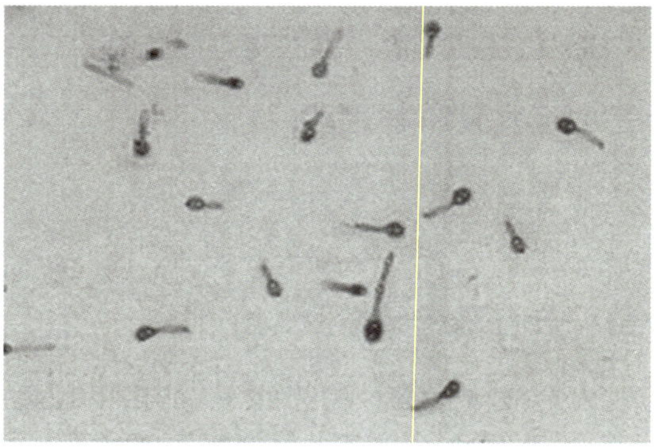

图 4－5　破伤风梭菌（光镜下）

菌体细长，芽胞呈圆形，位于菌体顶端，直径大于菌体横径，使细菌呈鼓槌状（图 4－5）。革兰染色阳性。有周鞭毛。专性厌氧，常用疱肉培养基培养。芽胞抵抗力强，在土壤中可存活数十年，能耐煮沸 1 小时。繁殖体对青霉素敏感。

（二）致病性

1. 致病条件　本菌经创伤感染。其感染的重要条件是伤口形成无氧环境：伤口深而狭窄，混有泥土和异物污染；局部坏死组织较多，组织缺血；伤口内同时伴有需氧菌或兼性厌氧菌混合感染等，均易造成厌氧环境，有利于破伤风梭菌的生长繁殖。

2. 致病物质　破伤风痉挛毒素为破伤风梭菌的主要致病物质。化学成分为蛋白质，属于嗜神经毒素，毒性极强。毒素由神经组织间隙或血液、淋巴液到达脊髓前角，并上行至脑干。毒素能抑制上下神经元间的抑制性神经介质的传递，使得肌肉活动的兴奋与抑制失调，导致骨骼肌强直性痉挛（图 4－6）。

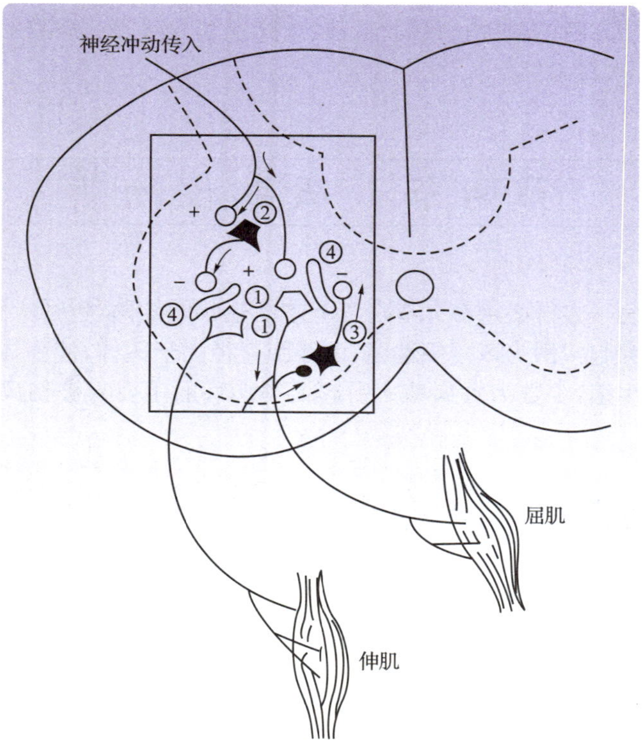

①运动神经元　②抑制性中间神经元　③闰绍细胞　④毒素作用部位

图 4－6　破伤风痉挛毒素作用机制示意图

3. 所致疾病　引起破伤风。临床症状有牙关紧闭、苦笑面容、角弓反张、呼吸困难、面部紫绀等。最后因呼吸困难窒息而死亡。

新生儿破伤风——脐带风

新生儿破伤风民间又称“七日风”或“脐带风”。常因接生时，用未经消毒的剪刀断脐或用不洁的布料包裹脐带断端，被污染物品中的破伤风梭菌侵入脐部残端，生长繁殖并产生外毒素。患儿多于出生后4～7天左右发病，早期表现为烦躁、哭声小、口张不大、吸奶困难。用压舌板检查咽部，可出现口紧闭。随后出现苦笑面容，四肢呈阵发性、强直性痉挛、角弓反张及呼吸困难等。易并发肺炎和败血症，死亡率很高。

（三）防治原则

及时清创扩创，可用双氧水正确清洗伤口，破坏厌氧环境。儿童、军人等易受外伤人群，可接种破伤风类毒素进行预防。对伤口深或有泥土污染者，应注射破伤风抗毒素(TAT)作紧急预防。注射前，应做皮肤过敏试验。治疗时，对病人应早期、足量注射TAT，以中和体内游离的外毒素，同时注射抗生素抑制细菌的繁殖。用镇静、解痉药对症治疗。

二、其他厌氧芽胞梭菌

其他厌氧芽胞梭菌的主要生物学性状、致病性及防治原则见表4-3。

表4-3　其他厌氧芽胞梭菌

菌　名	主要生物学性状	致病物质	感染途径	所致疾病	防治原则
产气荚膜梭菌	革兰阳性粗大杆菌，菌体次极端中可见椭圆形芽胞，有荚膜，芽胞抵抗	荚膜，α毒素，κ毒素，μ毒素	伤口感染、消化道	气性坏疽，食物中毒，坏死性肠炎	用双氧水冲洗伤口，及时扩创；尽早注射多价气性坏疽抗毒素血清和抗生素
肉毒梭菌	革兰阳性粗短大杆菌，有芽胞，菌体呈网球拍状，有鞭毛，芽胞抵抗力强	肉毒毒素，毒性最强，嗜神经外毒素，导致肌肉松弛性麻痹	消化道	食物中毒，婴儿肉毒病	加强食品卫生监督和管理；尽早注射肉毒抗毒素

三、无芽胞厌氧菌

无芽胞厌氧菌是一类寄生于人和动物体内的正常菌群。人体内的无芽胞厌氧菌在正常菌群中的数量占绝对优势，是其他非厌氧菌的10～1 000倍，可成为条件致病菌，引起内源性感染。临床细菌感染中，无芽胞厌氧菌在口腔、肠道、泌尿生殖道等的感染率可高达 60%～100%，且不易检出。

无芽胞厌氧菌包括革兰阳性和革兰阴性的球菌和杆菌。其中以革兰阴性脆弱类杆菌引起的感染最为常见。

（一）致病性

1. 致病条件　无芽胞厌氧菌为条件致病菌，当其寄居部位改变、机体免疫力下降、局部形成厌氧环境和菌群失调等条件下，引起内源性感染。

2. 致病物质　无芽胞厌氧菌致病力弱，其致病物质主要有菌毛、荚膜、侵袭性酶和多种毒素等。

3. 感染特征　多为慢性内源性感染，可遍及全身。无特定病型，以化脓性感染常见。分泌物为血性或暗黑色，有恶臭。分泌物直接涂片可见细菌，但普通培养无菌生长。使用氨基糖苷类抗生素，如庆大霉素、卡那霉素等治疗长期无效。

4. 所致疾病　以局部感染为主，也可遍及全身，如口腔、女性生殖道、盆腔、肺、胸膜、颅内感染及败血症等。

（二）标本采集与检查

无芽胞厌氧菌多是人体正常菌群，采集标本时应严格执行无菌操作，避免正常菌群的污染。主要采集血液、分泌物、脓汁或引流物等。采集的标本应立即置于特制的厌氧瓶，排出空气，迅速送检。

标本经涂片染色镜检，观察细菌形态、染色性及菌量多少，再采用厌氧培养及生化反应进行鉴定。

（三）防治原则

目前尚无特异性的预防方法。治疗可用甲硝唑、青霉素、头孢霉素等敏感药物。

第五节　分枝杆菌属

分枝杆菌属是一类细长微弯的杆菌，因有分枝生长趋势而得名。由于菌体中含有大量脂质，一般染料不易着色。但经加温或延长染色时间而着色后，则能抵抗盐酸酒精的脱色作用，故又称抗酸杆菌。对人类致病的分枝杆菌主要有结核分枝杆菌和麻风分枝杆菌。

一种严重危害全人类健康的传染病——结核病

结核病俗称“痨病”，是危害人类几个世纪的慢性传染性疾病。早在1942年，美国科学家瓦克斯蔓（Waksman）发现了链霉素，并在1944年用于治疗一位患有肺结核的妇女，取得了令人惊奇的治疗效果，为结核病的治疗奠定了坚实的基础。此后，随着抗结核药物的不断发展和卫生状况的逐步改善，全球结核的发病率和死亡率曾一度大幅降低。但20世纪80年代以后，由于艾滋病、吸毒、酗酒、贫困及免疫抑制剂的应用等而并发结核感染病例的增加以及结核分枝杆菌耐药菌株的出现等原因，使结核病的发病率又有明显升高的趋势。据WHO统计报道，目前全球现有结核病人2 000万人，每年新发病人约900万，每年死亡人数达300万。我国结核病发病率也呈上升趋势。

一、结核分枝杆菌

结核分枝杆菌简称结核杆菌，是引起结核病的病原菌。对人致病的主要有人型和牛型。

（一）主要生物学性状

1. 形态与染色　菌体细长，微弯曲，有时呈分枝状。常聚集成团或分枝状排列，抗酸染色阳性，菌体呈红色。有荚膜（图4－7）。

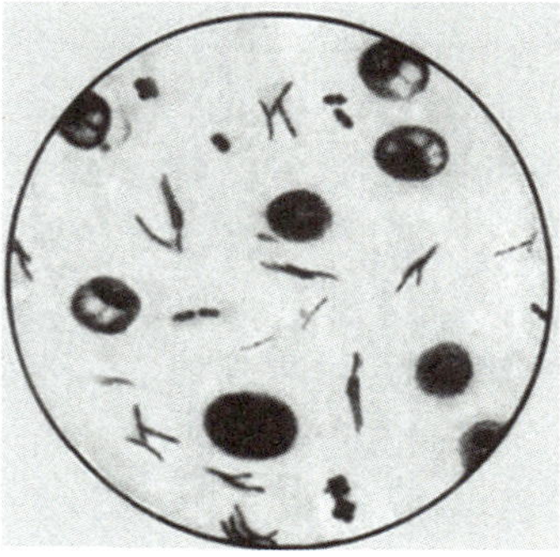

图4－7　结核分枝杆菌（光镜下）

2. 培养特性　营养要求高，专性需氧。常用罗氏培养基培养。最适生长温度为37℃，最适pH为6.5～6.8。生长缓慢，在罗氏培养基上培养2～4周后，才出现表面干燥、粗糙、不透明、乳白色或米黄色菌落。

3. 抵抗力　较强。耐干燥和酸碱，如在干燥的痰中可存活6～8个月；在6%硫酸、3%盐酸或4%氢氧化钠中30分钟仍具有活力。但对乙醇、紫外线和湿热敏感，在70%～75%乙醇中2分钟死亡；日光直接照射2～7小时、湿热62～63℃ 15分钟即可被杀死。对链霉素、利福平、异烟肼等敏感，但易出现耐药性。

4. 变异性　结核分枝杆菌容易发生形态、菌落、毒力、耐药性等方面的变异。如用于预防结核病的卡介苗（BCG）就是牛型结核分枝杆菌经毒力变异而获得的减毒活疫苗。

（二）致病性

结核分枝杆菌不产生内、外毒素和侵袭性酶，其致病作用可能与该菌的荚膜、脂质和蛋白质等菌体成分以及细菌繁殖引起的炎症反应和免疫损伤等有关。

1. 致病物质

（1）荚膜：具有黏附、抗吞噬和抗杀菌物质作用等。

(2) 脂质:主要包括磷脂、索状因子、分枝菌酸和蜡质 D 等毒性成分。脂质可使本菌在巨噬细胞中顽强增殖,并诱导机体发生迟发型超敏反应,形成结核结节等病变。

(3) 蛋白质:主要成分是结核菌素。结核菌素与蜡质 D 结合后,能刺激机体发生迟发型超敏反应。

2. 所致疾病 结核分枝杆菌主要通过呼吸道传播,也可经消化道或损伤的皮肤黏膜侵入易感机体,引起多种组织或器官的结核病,其中以肺部感染最为常见。肺结核有以下两种:

(1) 原发感染:常见于儿童。本菌初次经呼吸道侵入肺泡,由于细菌在吞噬细胞内顽强增殖和机体缺乏抗结核免疫,使其经过淋巴管扩散至肺门淋巴结,引起淋巴管炎和肺门淋巴结肿大,称为原发综合征。少数免疫力低下者细菌可随血流或淋巴液播散,引起全身粟粒性结核或结核性脑膜炎。90%以上的原发感染病灶随特异性免疫的建立逐渐纤维化、钙化而自愈。但病灶内常有细菌潜伏,可成为结核复发、内源性感染的来源。

(2) 继发感染:多见于成人。感染多由原发病灶潜伏的细菌引起,也可由外源性细菌再次侵入引起。继发感染时由于机体已有特异性细胞免疫,因此病灶多局限,一般不累及邻近淋巴结,主要表现为慢性肉芽肿炎症、形成结核结节、干酪样坏死,甚至液化形成空洞。

(三) 免疫性

1. 免疫性 结核分枝杆菌是胞内感染菌,其免疫主要以细胞免疫为主,属于感染免疫,又称带菌免疫。当受结核分枝杆菌感染后,机体对该菌的再次入侵有较强的免疫力,而当该菌或其成分在体内全部消失,免疫力也随之消失。机体在产生细胞免疫的过程中,同时伴有迟发型超敏反应。

2. 结核菌素试验 是应用结核菌素来测定机体对结核分枝杆菌有无免疫力的一种迟发型超敏反应的皮肤试验。常用的结核菌素有两种,一种是旧结核菌素(OT),另一种是纯蛋白衍生物(PPD)。目前多采用后者。

(1) 试验方法:取含 5 个单位 PPD 液 0.1 ml 注入受试者前臂掌侧皮内,48~72 小时后观察结果。

(2) 结果及意义:①阴性反应:局部红肿,硬结直径小于 5 mm,表明未感染过结核分枝杆菌或机体细胞免疫功能低下;②阳性反应:红肿、硬结直径大于 5 mm,表明接种过卡介苗或感染过结核分枝杆菌,机体细胞免疫功能正常;③强阳性反应:红肿、硬结直径大于 15 mm,表明体内有活动性结核病,应追查病灶。

(3) 应用:用于选择卡介苗接种对象及免疫效果的测定;作为诊断婴幼儿结核病的参考;进行结核分枝杆菌感染的流行病学调查;测定机体的细胞免疫功能状况。

(四) 标本采集与检查

1. 标本采集 根据感染部位不同,可采集痰液、尿液、脑脊液、胸腔积液、腹水、关节腔积液等。

2. 检查方法 标本可直接涂片或离心沉淀集菌后涂片,抗酸染色,若发现抗酸杆菌,即可初步诊断。再将标本接种于罗氏固体培养基,2~4 周后形成菌落。根据菌落特点、涂片染色镜检的结果,进一步鉴定和进行药物敏感试验。近年来有金标免疫斑点法、ELISA、PCR 技术、核酸杂交技术等快速检查方法,应用于结核病的快速诊断。

（五）防治原则

接种卡介苗是预防结核病的主要措施之一。对结核菌素试验阴性的儿童可接种卡介苗。1周岁以内儿童可直接接种。常用治疗药物有利福平、异烟肼、链霉素、乙胺丁醇等。早期、联合、足量用药可提高疗效并减少耐药性。

第六节　其他病原性细菌

其他病原性细菌的主要生物学性状、致病性及防治原则见表4-4。

表4-4　其他病原性细菌

菌　名	主要生物学性状	主要致病物质	感染途径	所致疾病	防治原则
白喉棒状杆菌	革兰阳性细长杆菌，一端或两端膨大呈棒状，异染颗粒明显	白喉外毒素	呼吸道	白喉（咽喉部假膜，中毒性心肌炎）	接种百白破三联疫苗，用白喉抗毒素治疗或紧急预防
铜绿假单胞菌	革兰阴性杆菌，有荚膜、鞭毛和菌毛，产生水溶性绿色素，对多种抗生素不敏感	内毒素、菌毛、荚膜、胞外酶、外毒素	空气、医疗器械、接触	继发感染如大面积创伤感染，可并发败血症	严格执行无菌操作，防止医源性感染，结合药物敏感试验选用有效抗生素治疗
流感嗜血杆菌	革兰阴性杆菌，毒力菌株有荚膜、菌毛，需在含有X和V因子的巧克力平板生长	荚膜、菌毛、内毒素和IgA蛋白酶	呼吸道	急性化脓性感染和继发感染	接种荚膜多糖疫苗
百日咳鲍特菌	革兰阴性杆菌，有荚膜、菌毛	百日咳毒素、荚膜、菌毛、内毒素	呼吸道	百日咳（痉挛性咳嗽，病程较长）	接种百白破三联疫苗
嗜肺军团菌	革兰阴性杆菌，有鞭毛、菌毛，自然生存力很强	菌毛，多种酶和毒素	呼吸道	军团菌病	加强水源监测和消毒
布鲁菌	革兰阴性球杆菌，有微荚膜，生长缓慢，专性需氧菌，营养要求高，抵抗力较强	内毒素、荚膜、透明质酸酶	皮肤、消化道、呼吸道、眼结膜等	人、畜布鲁菌病	加强病畜管理，切断传播途径，接种减毒活疫苗进行预防

续表 4-4

菌　名	主要生物学性状	主要致病物质	感染途径	所致疾病	防治原则
鼠疫耶尔森菌	革兰阴性卵圆形短杆菌，有荚膜，两端呈现浓染	荚膜、内毒素、V和W抗原	鼠蚤、人蚤叮咬或呼吸道	鼠疫	灭鼠、灭蚤切断传播途径，加强检疫，接种鼠疫减毒活疫苗
幽门螺杆菌	革兰阴性菌，呈螺形、S形及海鸥状，有鞭毛，尿素酶强阳性	黏附素、蛋白酶、尿素酶、细胞毒素等	消化道	胃炎、胃和十二指肠溃疡	试用幽门螺杆菌疫苗预防
空肠弯曲菌	革兰阴性菌，呈弧形、螺旋形、S形，有单鞭毛，微需氧菌	肠毒素、细胞毒素	消化道	急性肠炎、食物中毒	注意饮食卫生，加强人、畜、禽类粪便管理
炭疽芽胞杆菌	革兰阳性粗大杆菌，两端平齐，竹节状排列，有荚膜，菌体中央有椭圆形芽胞，专性需氧	荚膜和炭疽毒素	皮肤、消化道和呼吸道	人、畜炭疽病	加强病畜的管制(病畜焚毁或深埋)，接种炭疽活疫苗进行预防

（张文霞）

第五章 病毒概述

微生物家族中的最小成员——病毒

自从1892年俄国学者伊凡诺夫斯基(Iwanovski,1864—1920)和1898年荷兰科学家贝杰林克(Beijerinck,1851—1931)分别通过类似实验发现烟草花叶病毒以来,微生物家族中的最小成员——病毒便浮现出来,从此开创了人类对病毒的认识。迄今发现,人类的传染病中,由病毒引起的占75%。近些年来,新出现的病毒性传染病,如AIDS,出血热,丙、戊、庚型肝炎,克-雅病,SARS,高致病性禽流感等,在严重危害人类健康的同时,也向人类提出了如何应对这些传染病的严峻挑战。

病毒是一类形态最微小,结构最简单的非细胞型微生物。其主要特点是没有完整的细胞结构,只含一种类型核酸(DNA或RNA),缺乏产生能量的酶系统,只能在活细胞内以复制方式增殖产生子代病毒。

病毒广泛分布于自然界及人类、动植物、细菌等生物体内。在人类的传染病中,约有75%是由病毒引起的。病毒性疾病(如病毒性肝炎、流行性感冒、乙型脑炎、艾滋病等)不仅传染性强、流行广,且目前尚缺乏特效治疗药物。

第一节 病毒的基本性状

一、病毒的大小与形态

病毒的大小以纳米(nm,1 nm =1/1 000 μm)为测量单位。不同种类病毒的大小差别很大,其范围一般介于20~300 nm之间,大多数病毒直径在150 nm以下,故必须用电子显微镜放大几万至几十万倍后才能观察到。

病毒的形态因病毒的种类不同而异,大致可分为球形、砖形、杆形、弹状和蝌蚪状等

(图 5－1)。对人致病的病毒多数为球形。

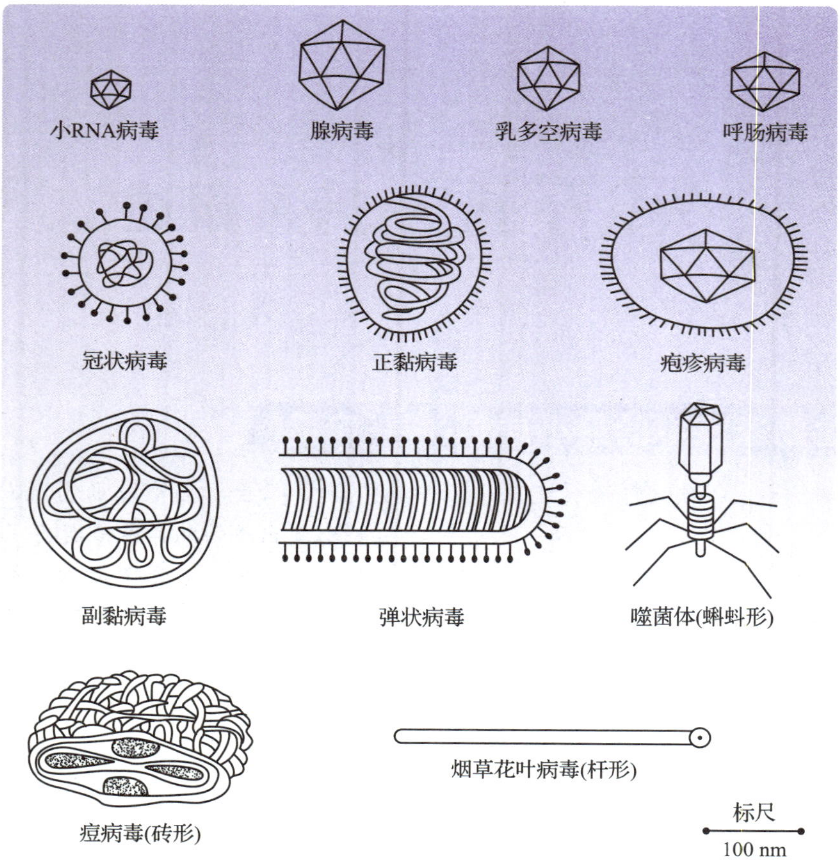

图 5－1　各类病毒的大小和形态示意图

二、病毒的结构与化学组成

病毒的结构简单，无完整的细胞结构。其基本结构是由核心和衣壳构成的核衣壳。有些病毒的核衣壳外还有一层包膜(图 5－2)。有包膜的病毒称为包膜病毒，无包膜的病毒称为裸露病毒。

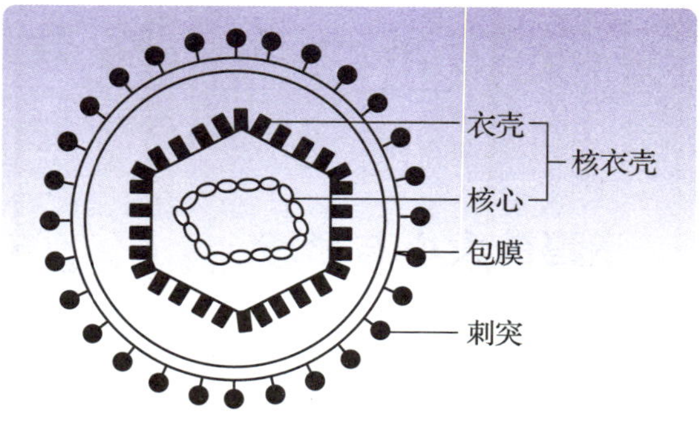

图 5－2　病毒结构示意图

1. 核心　核心位于病毒中心，主要由一种类型核酸(DNA 或 RNA)构成病毒基因组，为病毒的复制、遗传和变异等提供遗传信息。

2. 衣壳　衣壳是包绕在核心外面的蛋白质结构。衣壳的主要作用是：①具有免疫原性，是病毒的主要抗原成分；②可保护病毒核酸免受环境中核酸酶或其他影响因素的破坏；③介导病毒进入宿主细胞。

3. 包膜　包膜是某些病毒在成熟的过程中，穿过宿主细胞，以出芽方式向宿主细胞外释放时获得的，含有宿主细胞膜或核膜成分，主要包括脂质和少量的糖类。包膜的主要作用是：①保护核衣壳，维护病毒结构的完整性；②与病毒入侵细胞和感染性有关；③病毒包膜蛋白具有免疫原性。人和动物病毒多数具有包膜。

三、病毒的增殖

1. 病毒的复制　病毒由于缺乏完整的细胞结构和增殖所需的酶系统，只能在易感的活细胞内以复制的方式进行增殖。人和动物病毒的复制周期依次包括吸附、穿入、脱壳、生物合成、组装与成熟及释放等步骤(图 5－3)。

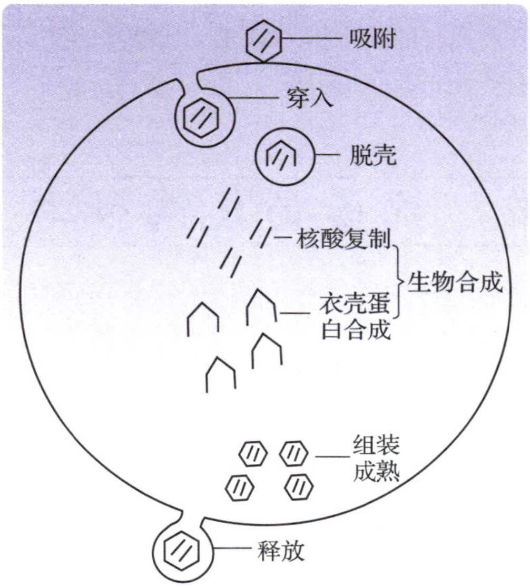

图 5－3　病毒的增殖示意图

2. 包涵体　某些病毒在宿主细胞内增殖后，在细胞质或细胞核内出现光学显微镜下可见的斑块状结构，称为包涵体。不同病毒所形成的包涵体特征各异，对病毒感染的诊断有一定价值。

3. 病毒的干扰现象　两种病毒感染同一细胞时，可发生一种病毒抑制另一种病毒增殖的现象，称为病毒的干扰现象。干扰现象既可发生在异种病毒之间，也可发生在同种病毒的不同型或不同株之间；不仅在活病毒之间发生，甚至灭活病毒也能干扰活病毒。在预防接种病毒疫苗时，应避免同时使用有干扰作用的两种病毒疫苗，以免降低免疫效果。有时病毒疫苗也可被宿主体内感染的病毒所干扰，故患病毒性疾病者应暂停接种。

四、病毒的变异

同所有生物一样，病毒在自然或人工条件下可发生多方面的变异。如病毒的免疫原性变异后可形成新的变异株(如甲型流感病毒抗原变异)，会影响病毒的免疫学预防、治疗;人工诱导获取毒力减弱的变异株可用于制备减毒活疫苗(如麻疹疫苗)。

五、病毒的抵抗力

病毒受理化因素作用后失去感染性,称为灭活。某些灭活后的病毒仍可保留其免疫原性等特性。病毒对外界因素的抵抗力主要表现在以下三个方面:

1. 大多数病毒耐冷不耐热　低温(−20℃以下)或用冷冻真空干燥可保存病毒数月至数年;一般加热至 60℃ 30 分钟或 100℃数秒(肝炎病毒则需加热至 100℃ 10 分钟)可灭活病毒。

2. 对大多数化学消毒剂敏感　尽管病毒对化学因素的抵抗力较一般细菌强(可能由于病毒缺乏酶的缘故),但对大多数化学消毒剂敏感。如乙醇、过氧乙酸、过氧化氢、高锰酸钾、环氧乙烷、漂白粉、碘及碘化物等化学消毒剂均能灭活病毒。

3. 对抗生素不敏感　现有的抗生素对病毒无抑制作用,某些中草药如板蓝根、大青叶、大黄等对某些病毒有一定的抑制作用。

第二节　病毒的致病性与免疫性

一、病毒的传播方式与感染类型

(一) 病毒的传播方式

1. 水平传播　指病毒在人群中不同个体之间的传播,是大多数传染病的传播方式。其传播途径类似细菌,主要有以下几种:①呼吸道传播,如流行性感冒病毒等的传播;②消化道传播,如甲型肝炎病毒等的传播;③经皮肤传播,如流行性乙型脑炎病毒经蚊叮咬、狂犬病病毒经动物咬伤从皮肤侵入;④血液传播,如通过输血、手术、注射等途径感染乙型肝炎病毒(HBV)等;⑤性传播,如人类免疫缺陷病毒(HIV)等的传播;⑥多途径传播,有些病毒可经多种途径侵入人体,如 HBV、HIV 等。

2. 垂直传播　指病毒通过胎盘或产道由亲代传播给子代的方式,如 HBV、HIV 的传播等。此外,产后哺乳和密切接触感染、病毒基因经生殖细胞的遗传(先天感染)也被列入垂直传播的范畴。垂直传播引起的感染往往后果严重,尤其是先天性感染可致死胎、早产或先天畸形。

新病原生物的发现——亚病毒与朊粒

自然界中迄今发现的病毒约4 000余种，其中有许多与人类疾病和健康密切相关。随着科学技术的不断发展，近来发现一些比一般病毒更小的传染因子，其结构、化学组成及复制过程也不同于常规病毒，在分类上归入亚病毒，包括卫星病毒、类病毒。类病毒均为植物病毒，与人类疾病的关系尚不清楚。此外，与动物的羊瘙痒病、疯牛病以及人类的库鲁病、克-雅病等有关的蛋白质侵染因子——朊粒，其分类上尚未确定归属。亚病毒和朊粒的出现，不仅动摇了原来的病毒概念，甚至向人类提出了质疑：蛋白质是否能够自我复制、它是否是最早的生命大分子？

（二）病毒感染的类型

1. 按有无临床症状分类

（1）隐性感染：病毒侵入机体不引起临床症状的感染称为隐性感染或亚临床感染。可能与病毒毒力弱或机体抵抗力强有关。隐性感染者可向体外播散病毒而成为病毒携带者，是重要的传染源，在流行病学上具有十分重要的意义。

（2）显性感染：病毒感染后可发病，称为显性感染或临床感染。显性感染可以是局部的，也可以是全身的。

2. 按病毒在机体内感染的过程、滞留的时间分类

（1）急性感染：也称病原消灭型感染。其特点为潜伏期短，发病急，病程数日至数周，病后常可获得特异性免疫。如流行性感冒、甲型肝炎等。

（2）持续性感染：病毒可在机体内持续存在数月至数年，甚至数十年。感染后可出现症状，也可不出现症状而长期携带病毒，成为重要的传染源。病毒的持续性感染可引起慢性进行性病变、引发自身免疫病及诱发肿瘤。根据病程可分为以下4种类型：①慢性感染：病毒在显性或隐性感染后未完全被清除，症状时有时无，常反复发作，迁延不愈，并可经血液传播。如乙型肝炎、丙型肝炎等；②潜伏感染：某些病毒在显性或隐性感染后，病毒基因存在于一定组织器官而不复制，但在某些条件下，病毒被激活重新增殖，引起疾病复发，出现临床症状。凡使机体免疫力下降的因素均可激活潜伏感染的病毒，使感染复发。如水痘-带状疱疹病毒、单纯疱疹病毒等的感染；③慢发病毒感染：为慢性发展的进行性加重的病毒感染，较为少见但后果严重。病毒感染后有很长的潜伏期，可达数月、数年甚至数十年。一旦出现临床症状，多呈进行性加重，最终死亡。如HIV感染；④急性病毒感染的迟发并发症：急性感染后1年或数年，发生致死性并发症。如麻疹病毒感染后引起的亚急性硬化性全脑炎。

二、病毒的致病性

（一）直接损害宿主细胞

1. 溶细胞效应　病毒在易感细胞内大量增殖，在短时间内大量释放子代病毒，导致

细胞裂解、死亡。多见于无包膜病毒的感染，如脊髓灰质炎病毒等。

2. 稳定状态感染　病毒在易感细胞内缓慢增殖，以出芽方式释放子代病毒，在一定时期内，细胞可保持稳定的增殖和分裂，并不立即引起细胞裂解、死亡。多见于有包膜的病毒感染，如流行性感冒病毒等。

3. 基因整合与细胞转化　有些病毒的基因可整合到宿主细胞的基因组中，必然造成宿主细胞基因组的损伤，导致细胞转化，诱发肿瘤发生。如EB病毒可能与恶性淋巴瘤及鼻咽癌的发生有关；单纯疱疹病毒-2型可能与宫颈癌有关。

4. 细胞凋亡　细胞凋亡是一种由基因控制的程序性细胞死亡，属正常的生物学现象。某些病毒，如HIV感染Th细胞后，可诱导细胞凋亡，导致Th细胞数量的减少。

5. 包涵体形成　病毒感染易感细胞后，在其胞质或胞核内所形成的包涵体，其本质是病毒颗粒的聚集体，也可以是病毒增殖留下的痕迹。包涵体破坏细胞正常结构和功能，有时引起细胞死亡。

（二）引起免疫病理损伤

病毒感染宿主细胞后，病毒自身的抗原成分以及自身抗原变异或宿主细胞出现的新抗原，均可刺激机体的免疫系统发生病理性的免疫反应，最终导致宿主细胞的免疫损伤。

三、抗病毒免疫

机体抗病毒免疫由非特异性免疫和特异性免疫组成，两者协同发挥作用。

（一）非特异性免疫

非特异性免疫是抗病毒感染的第一道防线，包括屏障结构、吞噬细胞、干扰素及NK细胞等，其中干扰素和NK细胞起主要作用。

1. 干扰素(IFN)　是由病毒或其他干扰素诱生剂刺激人或动物细胞所产生的一类糖蛋白，具有抗病毒、抗肿瘤和免疫调节等多种生物学活性。

2. NK细胞　NK细胞能非特异性杀伤受病毒感染的细胞。在感染早期，抗病毒特异性免疫应答未形成之前，发挥重要作用。

（二）特异性免疫

病毒感染过程中，病毒的各种结构蛋白均为良好的抗原，能引起机体产生特异性免疫应答，包括体液免疫和细胞免疫。前者对胞外病毒起作用，后者主要作用于胞内病毒。病毒具有严格的细胞内寄生，因此机体特异性抗病毒免疫主要依赖于细胞免疫。

1. 体液免疫　病毒中和抗体能与细胞外游离的病毒结合，阻止病毒吸附、侵入易感细胞，从而消除病毒的感染能力。存在于黏膜局部的分泌型IgA(sIgA)，在相应黏膜表面可阻止病毒入侵，发挥局部抗感染作用。

2. 细胞免疫　感染细胞内的病毒清除，主要依赖于细胞免疫。参与的免疫细胞主要有细胞毒性T细胞、迟发型超敏反应T细胞、巨噬细胞及NK细胞。

第三节 病毒感染的检查与防治原则

一、病毒感染的检查

1. 标本的采集与送检 病毒标本的采集与送检原则与细菌相似:①无菌操作;②早期采集;③区别取样:根据感染的具体情况针对性采集标本;④妥善处理:如对本身带有杂菌的标本(如粪便、痰液等),应加抗生素做除菌处理等;⑤及时送检,标本采集后如不能立即送检,须做低温保存处理。

2. 病毒的形态学检查 可用光学显微镜直接检查某些病毒的包涵体,对病毒感染的诊断有一定的价值。用电子显微镜观察病毒颗粒的形态、结构以及病毒感染引起组织细胞的病理变化。

3. 病毒的分离培养 病毒必须在活的易感细胞中才能增殖,因此病毒分离培养首先要保证活细胞的生长条件,然后将待检标本接种到活细胞中培养。实验室分离培养病毒的方法主要有三种:动物接种、鸡胚培养和组织细胞培养。

4. 病毒感染的血清学检查 利用抗原抗体特异性结合发生免疫反应的原理,用已知的病毒抗原或抗体检查病人血清中有无相应的抗体或抗原。常用的方法有中和试验、补体结合试验、血凝抑制试验、免疫扩散试验以及荧光素、酶、放射性核素标记技术等。

二、病毒性疾病的防治原则

大多数病毒感染缺乏特效药物治疗,因此病毒感染的预防尤为重要。目前最有效的预防措施是人工免疫。

(一)免疫学防治

1. 人工自动免疫 通过接种各种病毒疫苗进行人工自动免疫。如麻疹疫苗、脊髓灰质炎疫苗等。

2. 人工被动免疫 常用的生物制剂有血清丙种球蛋白、胎盘球蛋白以及与细胞免疫有关的转移因子等,可用于某些病毒性疾病的紧急预防或治疗。

(二)药物和生物制剂治疗

1. 化学药物 由于病毒只能在活细胞内增殖,对病毒有效的化学药剂多数对机体细胞有一定的损伤作用,因此尚不能广泛应用于临床。常见的有盐酸金刚烷胺、阿糖腺苷、无环鸟苷、齐多夫定、丙氧鸟苷以及疱疹净等。

2. 干扰素和干扰素诱生剂 干扰素具有广谱的抗病毒作用。其毒性小,对某些病毒性疾病(如甲、乙、丙型肝炎等)的预防有较好的疗效;干扰素诱生剂,如聚肌胞,对乙型肝炎等有一定效果。

3. 中草药 常用的有板蓝根、大青叶、黄芪、贯众等,对某些病毒性疾病有一定的防治作用。

(齐永长)

第六章　常见病毒

第一节　呼吸道病毒

呼吸道病毒指由呼吸道侵入，引起呼吸道局部感染或其他组织器官病变的一类病毒。呼吸道感染病毒具有传染性强、传播快、潜伏期短、发病急及人群感染率高等特点，急性呼吸道感染中，90%以上由病毒引起。

一、流行性感冒病毒

流行性感冒病毒简称流感病毒，是引起流行性感冒的病原体。流感病毒除引起人类感染外，还可以引起动物（猪、马、禽等）感染，引起人类感染的病毒和引起动物感染的病毒在生物学性状上基本一致。

（一）生物学特性

1. 形态与结构　呈球形或丝状，直径 80～120 nm，核酸为单链 RNA，有包膜。其结构由内向外依次分为核心、基质蛋白和包膜三层（图 6-1）。

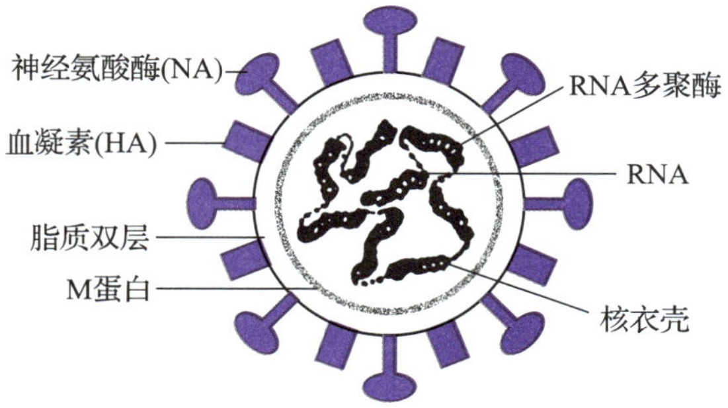

图 6-1　流感病毒结构示意图

(1) 核心：是由 RNA 及包绕其外的核蛋白组成的核衣壳。流感病毒基因组分节段，甲型和乙型有 8 个节段，丙型有 7 个节段。核蛋白抗原结构稳定，很少发生变异，具有型特异性，是流感病毒分型的依据。

(2) 基质蛋白(M 蛋白)：具有保护病毒核酸及维持病毒形态的功能。

(3) 包膜：是脂质双层膜，其上镶嵌着两种刺突，一种为血凝素(HA)，呈柱状；另一种为神经氨酸酶(NA)，呈蘑菇状。这两种刺突均具有免疫原性，是划分流感病毒亚型的依据。

2. 分型与变异　根据核蛋白和 M 蛋白免疫原性的不同可将流感病毒分为甲、乙、丙三型。其中甲型流感病毒最容易发生变异，根据 HA 及 NA 免疫原性的不同，又可将甲型流感病毒分为若干亚型。自 1934 年分离出甲型流感病毒以来，迄今已经历了数次重大变异(表 6-1)。

表 6-1　甲型流感病毒抗原变异与流行

病毒亚型	抗原结构	流行年代	最初流行地
原甲型	H1N1	1918—1957	西班牙
亚洲甲型	H2N2	1957—1968	亚洲(新加坡)
香港甲型	H3N2	1968—1977	香港
香港甲型与新甲型	H3N2　H1N1	1977—	俄罗斯

流感病毒的变异与流行关系甚为密切。如果变异幅度小，属于量变，称为抗原漂移，只造成中、小规模的流行；如果变异幅度大，形成新的亚型，属于质变，称为抗原转变，可引起大规模的流行，甚至世界范围的大流行。

3. 抵抗力　流感病毒抵抗力较弱，耐冷不耐热，56℃ 30 分钟即被灭活。对干燥、紫外线、乙醚、甲醛、酸等敏感。

(二) 致病性与免疫性

流感是一种上呼吸道急性传染病。传染源主要是急性期患者，发病前 2～3 天鼻咽分泌物中病毒含量最多，传染性最强。主要传播途径是病毒随飞沫直接传播。病毒进入机体后，在呼吸道黏膜上皮细胞内大量增殖，引起细胞变性、坏死、脱落以及黏膜充血水肿，患者出现鼻塞、流涕、畏寒、发热、头痛及全身肌肉酸痛等症状。机体抵抗力较弱的婴幼儿、老年人、心肺功能不全者易继发细菌性肺炎，有的可危及生命。

人类对流感病毒普遍易感，病后机体可产生中和抗体，对同型病毒有短暂免疫力，一般能维持 1～2 年。

(三) 防治原则

主要是加强身体锻炼，提高机体抵抗力；流行期间应尽量避免人群聚集，公共场所要注意通风换气，可用乳酸加热熏蒸进行空气消毒。接种流感疫苗可降低发病率，但必须与流行的病毒株型别一致。金刚烷胺是用于预防和治疗流感的常用药物，早期使用有较好疗效。

高致病性禽流感病毒

禽流感病毒(AIV)属于甲型流感病毒的一种亚种。迄今甲型流感病毒 HA 有 16 个亚型(H1～H16),NA 有 9 个亚型(N1～N9)。目前发现能感染人的禽流感病毒中,最重要的为 H5N1 亚型禽流感病毒,称为高致病性禽流感病毒,由其引起的疾病称为高致病性禽流感(HPAI)。传染源主要为病、死禽,以及携带禽流感病毒的健康禽。一般认为,直接或间接接触禽流感病毒感染的禽类,尤其是病死禽(如宰杀病死禽),可经呼吸道感染,即禽-人传播。1997 年以来,中国香港和其他多个国家与地区发生了较大规模的 H5N1 高致病性禽流感病例,累计禽流感病人达数百例。禽流感病毒可以直接感染人,是人类健康的一大威胁。

二、麻疹病毒

麻疹病毒是麻疹的病原体。麻疹是儿童常见的急性呼吸道传染病,我国自 1965 年广泛使用麻疹减毒活疫苗以来,发病率已大幅度下降。

(一) 生物学特性

病毒呈球形,直径 120～250 nm,核心为 RNA,有包膜。免疫原性较稳定,只有一个血清型。

病毒抵抗力较弱,加热 56℃ 30 分钟即被灭活,对干燥、紫外线、化学消毒剂敏感。

(二) 致病性与免疫性

传染源为急性期患者,出疹前后 4～5 天传染性最强,易感者接触后几乎 100%发病,隐性感染少见。主要通过飞沫或鼻腔分泌物直接传播,亦可通过污染的玩具、用具等间接传播。病毒首先在上呼吸道上皮细胞内增殖,后进入血流引起第一次病毒血症。病毒随后进入全身淋巴组织,大量增殖后再次入血,形成第二次病毒血症,病毒随之扩散至全身皮肤、黏膜,甚至进入中枢神经系统。临床表现为高热、咳嗽、畏光、流泪、眼结膜充血等前驱症状,多数患者可在口颊黏膜处出现微小的灰白色外绕红晕的黏膜斑,称为柯氏斑,对临床早期诊断有一定意义。随后 1～3 天,患儿自耳朵后面、发际开始出现红色斑丘疹,很快波及面部、躯干,发展到四肢、手掌和足底,此时病情最为严重。待疹出全后,体温开始下降,皮疹逐渐消退,表皮有糠样脱屑。一般 10～14 天可以自然康复,但少数抵抗力低下者,易并发细菌性支气管炎、肺炎等,严重者可导致死亡。极个别患儿多年后出现亚急性硬化性全脑炎。

麻疹病后机体可获得终身免疫力,极少再感染。六个月内的婴儿有来自母体的抗体保护,可免受病毒感染。

(三) 防治原则

接种麻疹减毒活疫苗是目前最有效的预防措施。初种在 8 个月龄,一年后及学龄前加强免疫,保护率达 90%以上。

对接触麻疹患者的易感者，可注射麻疹患者恢复期血清或丙种球蛋白，进行紧急预防，以防止发病或减轻症状。

三、冠状病毒

（一）冠状病毒

病毒形状不规则，直径 80～160 nm，核酸为单链 RNA，有包膜，因包膜上有类似皇冠状的突起而得名。宿主范围广，包括人类、禽类和野生动物等。

病毒抵抗力弱，37℃数小时便丧失感染性。对乙醚、氯仿、酸及紫外线均敏感。

冠状病毒可感染各年龄组人群，经呼吸道传播引起普通感冒，主要表现为鼻炎、头痛、咽炎及咳嗽。偶尔也引起婴幼儿急性胃肠炎。冠状病毒感染呈世界性分布，有明显的季节性，冬春季发病率最高。

病后免疫力不强，人可反复多次感染。目前尚无有效疫苗进行预防，也无特效药物治疗。

SARS冠状病毒——一种新型冠状病毒

SARS 冠状病毒（SARS Cov）是严重急性呼吸综合征（SARS）的病原体。SARS 是 2002 年底至 2003 年上半年在世界上流行的一种急性呼吸道传染病，又称传染性非典型肺炎。自 2002 年 11 月16 日我国广东佛山市报告首例病例后，我国乃至世界迅速形成流行势态。截至 2003 年 8 月 7 日止，全世界有32 个国家和地区发生疫情，发病人数达8 465 人，死亡 919 人，平均死亡率达 11%；其中我国内地有 5 327 人发病，349 人死亡，平均死亡率为 6.6%。WHO 报告的死亡率约 14%。2003 年 4 月16 日，WHO 宣布 SARS 的病原体是一种新型冠状病毒，称为 SARS 冠状病毒。

（二）SARS 冠状病毒

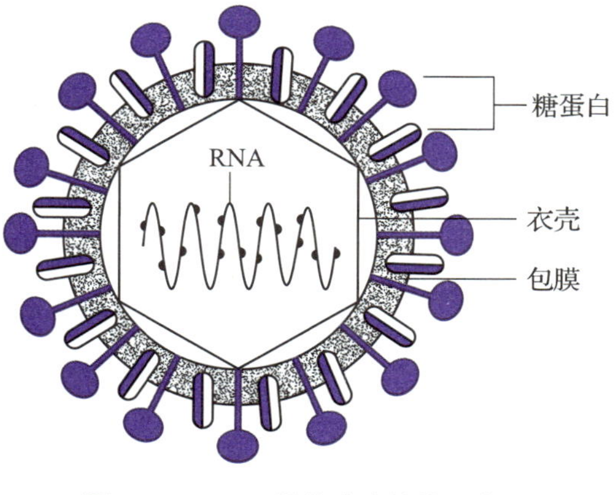

图 6-2 SARS 冠状病毒结构示意图

SARS 冠状病毒是严重急性呼吸综合征（SARS）的病原体。病毒呈不规则形，直径 60～220 nm，核酸为单链 RNA，有包膜。包膜上有许多刺突，形如花冠（图 6-2）。

病毒对乙醚等脂溶剂敏感；不耐酸，可采用 0.2%～0.5%过氧乙酸消毒；56℃ 30 分钟可被灭活。

传染源主要是 SARS 患者，该病传染性极强，通过飞沫或手接触污染物等途径传播。潜伏期 2～10 天，临床主要表现为发热、干咳、胸闷、气促、头痛等，肺部 X 线检查出现片状密度增高阴影，而且病情迁延难愈，严重者可因进行性呼吸衰竭及其他多脏器衰竭而死亡，死亡率很高。

病后免疫力不强，甚至不能预防同型病毒再感染。

预防 SARS 的主要措施是勤洗手、保持环境卫生和空气流通，流行期间避免到人群聚集的地方。对病人及疑似病人应进行及时隔离和治疗，严禁与外界人员接触，防止疫情扩散。目前尚无用于防治 SARS 的特异性疫苗和有效药物。

四、其他呼吸道病毒

其他呼吸道病毒见表 6－2。

表 6－2　其他呼吸道病毒

名　称	大小(nm)	形态结构	所致疾病	预防原则
流行性腮腺炎病毒	100～200	球形，RNA，有包膜	流行性腮腺炎（俗称痄腮），以腮腺肿胀、疼痛为主要症状，可并发睾丸炎、卵巢炎；病后可获牢固免疫力	接种腮腺炎-麻疹-风疹三联疫苗
风疹病毒	50～70	球形，RNA，有包膜	风疹（儿童易感），垂直感染可导致胎儿畸形、死亡、流产或先天性风疹综合征（先天性心脏病、耳聋、失明等）；病后可获牢固免疫力	接种风疹减毒活疫苗或腮腺炎-麻疹-风疹三联疫苗
腺病毒	70～90	球形，DNA，无包膜	可引起急性咽喉炎、肺炎、角膜结膜炎等；病后对同型病毒可获牢固免疫力	目前尚无理想疫苗
鼻病毒	15～30	球形，RNA，无包膜	可引起成人普通感冒、儿童支气管炎、儿童支气管肺炎等	干扰素有一定防治效果
呼吸道合胞病毒	120～200	球形，RNA，有包膜	可引起婴幼儿支气管炎、支气管肺炎；病后免疫力不强	目前尚无理想疫苗

第二节　肠道病毒

肠道病毒是指经消化道侵入，并引起消化道及其他组织器官病变的一类病毒。主要包括脊髓灰质炎病毒、柯萨奇病毒、埃可病毒、轮状病毒、新型肠道病毒等。

消灭小儿麻痹症——造福全人类

脊髓灰质炎病毒是脊髓灰质炎的病原体。病毒侵犯脊髓前角运动神经细胞，导致弛缓性肢体麻痹，多见于儿童，故称小儿麻痹症。20世纪60年代初，我国每年报告的脊髓灰质炎病例达20 000～43 000例，导致大量儿童残疾。自从20世纪50年代中期和60年代初期灭活脊髓灰质炎疫苗(IPV)和口服脊髓灰质炎减毒活疫苗(OPV)相继问世并广泛应用以来，脊髓灰质炎的发病率急剧下降。绝大多数发达国家已消灭了脊髓灰质炎野毒株。1998年我国已未发现野毒株，2001年10月WHO宣布我国为亚太地区消灭脊髓灰质炎的第二批国家之一。

一、脊髓灰质炎病毒

脊髓灰质炎病毒是脊髓灰质炎的病原体。病毒主要损害脊髓前角运动神经细胞，引起暂时性或永久性迟缓性肢体麻痹，多见于儿童，故脊髓灰质炎又称小儿麻痹症。

（一）生物学特性

病毒呈球形，直径24～30 nm，核酸为单链RNA，无包膜。根据免疫原性不同，可将脊髓灰质炎病毒分为Ⅰ型、Ⅱ型和Ⅲ型，三型间无交叉免疫。

病毒抵抗力较强，在污水和粪便中可存活数月，不易被胃酸和胆汁灭活。56℃ 30分钟可灭活病毒。对干燥、紫外线敏感。

（二）致病性和免疫性

传染源为患者或无症状带毒者，病毒随粪便排出，污染食物、饮水及玩具等，主要通过粪-口途径传播。易感者多为5岁以下儿童。病毒侵入人体后，先在咽部和肠道淋巴结内增殖，大多数病人呈隐性感染，病毒只局限于肠道，不进入血流，不出现症状或只有轻微发热、咽痛、腹部不适等。少数感染者由于抵抗力较弱，病毒在肠道局部增殖后侵入血流，形成第一次病毒血症，出现发热、头痛、咽痛和呕吐等症状。病毒经血流扩散至全身淋巴组织进一步增殖后再次入血，引起第二次病毒血症，导致全身症状加重。约0.1%的病人，病毒可侵入中枢神经系统，在脊髓前角运动神经细胞内增殖，轻者引起以下肢多见的暂时性肢体麻痹，重者可造成肢体永久性迟缓性麻痹。极个别发生延髓麻痹，导致呼吸、循环衰竭而死亡。

机体感染后，可产生特异抗体，获得对同型病毒较牢固的免疫力。

（三）防治原则

预防脊髓灰质炎主要是口服脊髓灰质炎减毒活疫苗(糖丸)。预防对象主要是5岁以下儿童。从2月龄开始，连服3次，每次间隔1个月，4岁时加强一次。与患者有密切接触的易感者，可注射丙种球蛋白进行紧急被动免疫，以预防疾病的发生或减轻症状。

二、其他肠道病毒

其他肠道病毒见表 6-3。

表 6-3 其他肠道病毒

名 称	形态结构	所致疾病	预防原则
柯萨奇病毒	球形，RNA，无包膜	无菌性脑炎、疱疹性咽峡炎、流行性肌痛、手足口病等	尚无疫苗
埃可病毒	球形，RNA，无包膜	无菌性脑炎、婴幼儿腹泻、皮疹等	尚无疫苗
轮状病毒	球形(车轮状)，RNA，无包膜	婴幼儿腹泻(秋冬季多见)	疫苗已在临床试用
新型肠道病毒(68－71)	球形，RNA，无包膜	急性出血性结膜炎(俗称红眼病)、无菌性脑炎、疱疹性咽峡炎等	尚无疫苗

第三节 肝炎病毒

肝炎病毒是指以侵害肝脏细胞为主，引起病毒性肝炎的一组病原体。目前公认的肝炎病毒有五种，即甲型肝炎病毒、乙型肝炎病毒、丙型肝炎病毒、丁型肝炎病毒及戊型肝炎病毒。

一、甲型肝炎病毒

谁发现了甲型肝炎病毒?

甲型肝炎病毒(HAV)是甲型肝炎的病原体。1973 年 Feinstone 采用免疫电镜技术，首次在实验感染的急性肝炎患者的粪便中发现了 HAV 颗粒。1979 年Provast 等用恒河猴肾细胞首次成功分离培养出 HAV。HAV 原归类于小 RNA 病毒科的肠道病毒 72 型，后发现 HAV 的生物学性状与小 RNA 病毒科肠道病毒属病毒存在明显差别。因此，1993 年国际病毒分类命名委员会(ICTV)将 HAV 单列为小 RNA 病毒科嗜肝 RNA 病毒属。1988 年上海市市民因生食被 HAV 污染的毛蚶而导致近 30 余万人甲肝暴发流行，危害十分严重。

（一）生物学特性

甲型肝炎病毒(HAV)呈球形，直径约 27 nm，核酸为单链 RNA，衣壳呈 20 面体立体对称，无包膜。免疫原性稳定，只有一个血清型。

HAV 抵抗力较强，在粪便和污水中可存活数月，因此可通过粪便污染水源引起暴发流行。HAV 耐乙醚，在 60℃时可存活 4 小时，在 pH 3.0 的酸性环境中稳定，但煮沸 100℃5 分钟、70%乙醇处理 30 分钟均可使之灭活，对紫外线、甲醛和氯敏感。

（二）致病性与免疫性

HAV 是甲型肝炎(简称甲肝)的病原体。传染源是患者和隐性感染者，主要通过粪-口途径传播。病毒随传染源粪便排出，污染食物、水源、用具等可造成散发或流行。病毒经口侵入机体后，在肠道中增殖并经血流到达肝，在肝细胞内大量增殖而致病。其致病机制尚未完全明了。甲型肝炎的潜伏期为 15～50 天。患者出现全身不适、乏力、厌油、发热、皮肤及巩膜黄染、肝大等症状。一般病程三个月，预后良好，不发展为慢性肝炎或慢性病毒携带者。

甲型肝炎病后或隐性感染后，机体可产生特异性的抗体，并可维持多年，一般不再患同型肝炎。

目前常用 RIA 或 ELISA 法检测患者血清中的抗- HAV IgM，可作为 HAV 新近感染的重要指标。

（三）防治原则

加强食品、水源和粪便管理，做好卫生宣教工作，可有效控制甲型肝炎的流行。预防甲肝可采用接种灭活疫苗或减毒活疫苗。对密切接触患者的易感者，可注射丙种球蛋白进行紧急预防。

二、乙型肝炎病毒

乙型肝炎病毒(HBV)是乙型肝炎(简称乙肝)的病原体。估计全世界 HBV 携带者高达 3.5 亿。我国是乙肝的高流行区，人群 HBV 携带率约为 10%，HBV 携带者超过 1.2 亿。乙肝已成为全球性的公共卫生问题。

（一）生物学特性

1. 形态与结构　电镜观察，乙型肝炎患者血清中存在三种不同形态的病毒颗粒(图 6 - 3)。

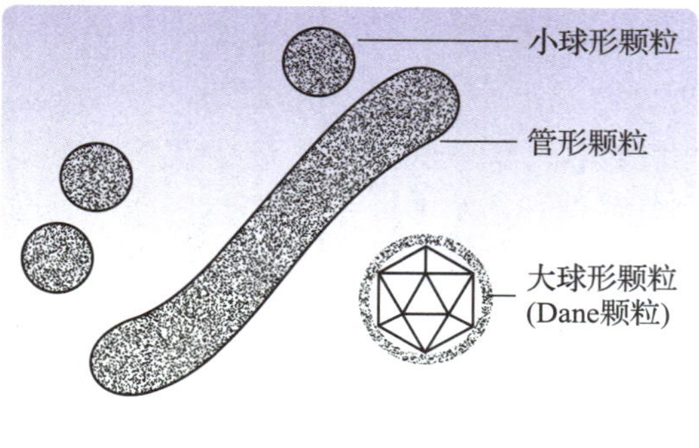

图 6-3　乙型肝炎病毒三种颗粒形态示意图

(1) 大球形颗粒：又称 Dane 颗粒，为完整的乙型肝炎病毒颗粒。球形，直径 42 nm，具有双层衣壳。外衣壳相当于一般病毒的包膜，含有乙型肝炎病毒表面抗原(HBsAg)。内衣壳呈 20 面体立体对称，相当于一般病毒的衣壳，核心表面的衣壳蛋白为乙型肝炎病毒核心抗原(HBcAg)。核心含有 DNA 和 DNA 多聚酶。Dane 颗粒具有传染性(图 6-4)。

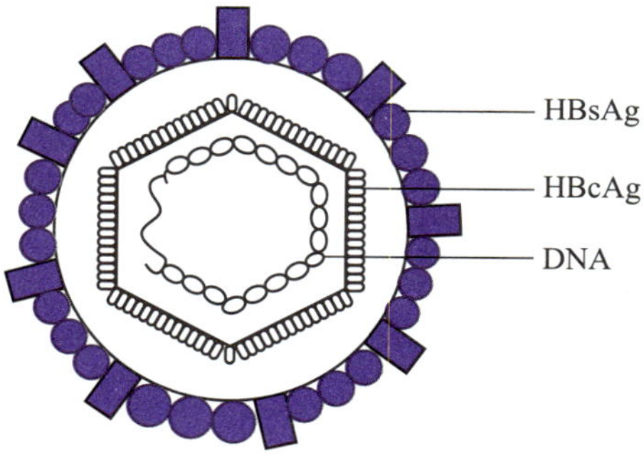

图 6-4　乙型肝炎病毒(Dane 颗粒)抗原组成示意图

(2) 小球形颗粒：直径 22 nm，是病毒复制组装过程中过剩的外衣壳，含有 HBsAg，不含 DNA 和 DNA 多聚酶，是不完整的病毒颗粒，无传染性。

(3) 管形颗粒：由小球形颗粒串联而成。

2. 抗原组成

(1) 表面抗原(HBsAg)：存在于上述三种颗粒中，是 HBV 感染的主要指标。HBsAg 能刺激机体产生相应的抗体(抗-HBs)，该抗体为中和抗体，能防御 HBV 再感染，对机体有保护作用。因此，HBsAg 是制备乙肝疫苗的主要成分。

(2) 核心抗原(HBcAg)：存在于 Dane 颗粒内衣壳上，其外周由于有外衣壳的覆盖，一般不游离于血液中，故不易在血液中检出。HBcAg 能刺激机体产生抗-HBc，该抗体为非保护性抗体。检测到抗-HBc IgM，提示 HBV 处于复制状态，是 HBV 感染的标志之一。

(3) e 抗原(HBeAg)：是 HBV 在肝细胞内复制过程中合成并分泌至细胞外的可溶性蛋白质。e 抗原不存在于病毒体上，而是游离于血循环中，其消长与病毒颗粒及病毒 DNA 多聚酶的消长基本一致，故可作为 HBV 复制及血液具有传染性的指标。HBeAg 能刺激机体产生抗-HBe，该抗体有一定的保护作用。

3. 抵抗力　HBV 抵抗力较强，对低温、干燥、紫外线和一般消毒剂均有耐受性。高压蒸汽灭菌或 100℃ 10 分钟可将其灭活。环氧乙烷、0.5%过氧乙酸、5%次氯酸钠及 2%戊二醛等可消除其传染性。不能被 70%乙醇灭活，故乙醇不能用于消毒 HBV 污染的物品。

（二）致病性与免疫性

1. 传染源　主要是患者和无症状携带者。乙型肝炎患者无论是潜伏期、急性期或慢性活动期，其血液均有传染性。

2. 传播途径　HBV 存在于患者和无症状携带者的血液和体液（唾液、乳汁、羊水、精液和阴道分泌物）中，主要通过以下三种途径传播：

（1）血源性传播：HBV 大量存在于血循环中，且人体对其极为敏感，故只需要极微量的污染血经微小伤口进入人体即可导致感染。因此，输血或血制品、注射、外科或牙科手术、针刺（文身）、预防接种、皮肤黏膜的微小损伤等均可造成传播。医院内污染的器械（如内窥镜、妇产科器械、牙科器械等）也可引起医源性传播。

（2）母婴垂直传播：受染的母亲，尤其 HBsAg 和 HBeAg 双阳性的母亲，孕期内可经胎盘感染胎儿；分娩时经产道感染新生儿；甚至通过哺乳途径感染婴儿。

（3）性传播及密切接触传播：已经证实，HBV 可经性行为传播。此外，HBV 感染有一定的家庭聚集倾向。感染者可通过日常生活密切接触传给家庭成员；通过唾液、公用剃须刀或牙刷等在人群中相互传播。

3. 致病机制与免疫　HBV 的致病机理尚未完全清楚。研究表明，免疫病理反应以及病毒与宿主细胞间的相互作用是肝细胞损伤的主要原因。由于机体免疫应答强弱的不同和侵入病毒数量、毒力的差异，导致乙肝患者不同的临床表现，可为无症状携带者、急性肝炎、慢性肝炎、重症肝炎，少部分慢性肝炎可转变为肝硬化或肝癌。病后机体可产生一定的免疫力。其中中和抗体（抗-HBs）的产生可预防 HBV 再感染；Tc 细胞、NK 细胞、干扰素等对胞内感染的 HBV 有重要免疫作用。

数字警示

HBsAg 和 HBeAg 双阳性的母亲，HBV 经胎盘传播给胎儿的传播率约为 10%，新生儿出生时 HBsAg 已呈阳性；分娩时新生儿可经产道被感染。HBsAg 和 HBeAg 双阳性的母亲所生的婴儿（出生时 HBsAg 阴性），一年内 HBsAg 阳转率为 64%，由此可见切断母婴传播在预防乙肝流行工作中是多么的重要。

（三）抗原抗体检查

对乙型肝炎的检查最常用血清学检查法中的 ELISA 法。检测项目主要是 HBsAg 和抗-HBs、HBeAg 和抗-HBe、抗-HBc，以上检查项目组成一套 HBV 抗原抗体检测系统，俗称“乙肝两对半”。

HBV 抗原抗体检测结果的分析，必须结合临床，综合各项指标方能作出正确判断（表 6-4）。

表 6－4　HBV 抗原抗体检测结果的临床分析

HBsAg	HBeAg	抗-HBs	抗-HBe	抗-HBc	结果分析
＋	－	－	－	－	HBV 感染或无症状携带者
＋	＋	－	－	＋	急性或慢性乙型肝炎，传染性强（俗称大三阳）
＋	－	－	＋	＋	急性感染趋向恢复或慢性肝炎（俗称小三阳）
＋	＋	－	－	－	急性或慢性乙型肝炎或无症状携带者
－	－	＋	＋	＋	乙型肝炎恢复期
－	－	＋	－	－	既往感染或接种过疫苗

（四）防治原则

1. 控制传播　严格筛选献血员，确保血源的合格；严格消毒医疗器械、病人的分泌物、排泄物，隔离病人，提倡使用一次性注射器，杜绝医源性传播；加强育龄妇女 HBsAg 的监测，阻断母婴传播；加强对无症状 HBsAg 携带者的检出及随访，严格控制传染源。

2. 人工自动免疫　接种乙肝疫苗是最有效的预防方法。接种对象为新生儿、接触血液的医护人员、HBsAg 阳性的配偶和子女。

3. 人工被动免疫　对有接触 HBV 污染物的易感者，可注射含高效价抗-HBs 的人血清免疫球蛋白（HBIg）进行紧急预防和阻断母婴传播。

4. 治疗　目前治疗乙肝尚无特效的药物，一般用广谱抗病毒药，辅以中草药和干扰素等进行综合治疗。

三、其他肝炎病毒

丙型、丁型、戊型肝炎病毒的主要生物学特性、致病性及防治原则与甲型、乙型肝炎病毒比较见表 6－5。

表 6－5　五种肝炎病毒比较

病　毒	HAV	HBV	HCV	HDV	HEV
大小(nm)	27	42	30～60	36	27～34
核酸	RNA	DNA	RNA	RNA	RNA
传播途径	粪-口	血液、垂直、性接触	同乙肝	同乙肝	粪-口
所致疾病	甲型肝炎	乙型肝炎	丙型肝炎	丁型肝炎	戊型肝炎
慢性携带者	－	＋	＋	＋	－
肝硬化、肝癌	－	＋	＋	＋	－
特异性预防	甲肝疫苗、丙种球蛋白	乙肝疫苗、HBIg	－	－	－

第四节 虫媒病毒

虫媒病毒是一类通过吸血节肢动物(蚊、蜱等)叮咬易感的脊椎动物而传播疾病的病毒。能引起人类感染的虫媒病毒有100多种。在我国,引起疾病的虫媒病毒主要有流行性乙型脑炎病毒、登革病毒、森林脑炎病毒。

虫媒病毒的共同特点:①病毒呈球形,直径20~60 nm;②核心含单链RNA,衣壳呈20面体立体对称,有包膜;③病毒对热、乙醚、酸等敏感;④自然状况下,病毒经节肢动物在动物中传播,一旦节肢动物叮咬人就可将病毒传给人,所致疾病有明显的季节性和地域性。

一、流行性乙型脑炎病毒

流行性乙型脑炎病毒简称乙脑病毒,是流行性乙型脑炎(简称乙脑)的病原体。1935年日本首先自死亡的病人脑组织中分离到,故国际上称为日本乙型脑炎病毒。

(一)生物学特性

病毒呈球形,直径35~50 nm,核酸为RNA,核衣壳呈20面体立体对称,有包膜。病毒免疫原性稳定,只有一个血清型。

病毒抵抗力弱。不耐热,56℃ 30分钟可使之灭活,对脂溶剂敏感,对化学消毒剂也较敏感。

(二)致病性与免疫性

传染源主要为带病毒的猪、牛、羊等家畜和鸟类,幼猪是最重要的传染源和中间宿主。传播途径主要是通过蚊虫传播,带毒的蚊虫叮咬猪、牛、羊等动物,引起病毒血症,可形成病毒蚊-动物-蚊的不断循环。当带有病毒的蚊虫叮咬人时则引起人体感染。

病毒进入人体后,先在毛细血管内皮细胞及淋巴结中增殖,释放少量病毒进入血液,形成第一次病毒血症。病毒随血液播散至肝、脾等处继续大量增殖后,并再次入血,引起第二次病毒血症,患者表现为发热、头痛、寒战、全身不适等流感样症状。极少数患者因血-脑屏障发育不完善或功能低下,病毒穿过血脑屏障进入脑组织,引起脑实质和脑膜炎症,出现高热、头痛、惊厥、昏迷等症状。乙脑死亡率可高达10%,幸存者5%~20%可能留下偏瘫、失语、痴呆等后遗症。

乙脑病后或隐性感染后机体可获得持久免疫力,以体液免疫为主。

(三)防治原则

防蚊和灭蚊是预防乙脑的关键,给流行区的幼猪接种疫苗,有可能控制乙脑病毒在猪与人群之间的传播。

在流行季节到来之前,对易感人群(9个月~10岁)接种乙脑疫苗是预防乙脑的重要环节。疫苗安全有效,免疫保护率在60%~90%以上。

二、其他虫媒病毒

其他虫媒病毒见表 6－6。

表 6－6 其他虫媒病毒的致病性与防治原则

病　毒	森林脑炎病毒	登革病毒
传播媒介	蜱	蚊
流行季节	春季	夏季
主要流行区	俄罗斯东部，我国东北、西北某些地区	热带、亚热带，我国广东、海南、广西等地
所致疾病	森林脑炎 病毒由蜱在鼠-鸟类中自然传播，当蜱叮咬人时引起感染，临床表现为高热、头痛、昏睡及外周神经弛缓性麻痹等	登革热、登革出血热 病毒在人-蚊之间传播，人感染病毒后，临床表现为发热、肌肉和关节酸痛、淋巴结肿大及皮疹等
预防原则	防蜱、灭蜱 接种灭活疫苗效果较好	防蚊、灭蚊 疫苗尚未研制成功

（孙庆安）

第五节　人类免疫缺陷病毒

人类免疫缺陷病毒（HIV）是获得性免疫缺陷综合征（AIDS，艾滋病）的病原体。具有潜伏期长、传播迅速、病情凶险、死亡率高的特点。自 1983 年世界上报道首例艾滋病以来，AIDS 病例逐年递增，并迅速扩散蔓延全世界，是目前危害人类健康最严重的疾病之一。

你知道吗？

2008 年中国内地新增艾滋病病毒感染者 5 万人，相当于每天有 140 人被感染。截至 2008 年 9 月底，中国内地已发现艾滋病病毒感染者 244 302 人，其中艾滋病病人为 77 000 多人，已死于艾滋病的有 34 000 多人，相对于估算中的 70 万艾滋病感染者，还有 45 万感染者对自己的病情并不知情。全球每隔 8 秒有 1 人感染艾滋病，每天有 16 000 人感染，其中约有 1 000 个儿童。

一、生物学特性

HIV 呈球形，直径 100～120 nm，核心为两条单链正链 RNA，内含逆转录酶，为逆转录病毒。有包膜，表面嵌有 gp120 和 gp41 两种病毒特异糖蛋白（图 6－5）。gp120 与 HIV 的特异吸附、穿入有关，因其极易变异，使其容易逃避免疫系统的识别与清除，同时也为该病毒的疫苗研制带来困难。

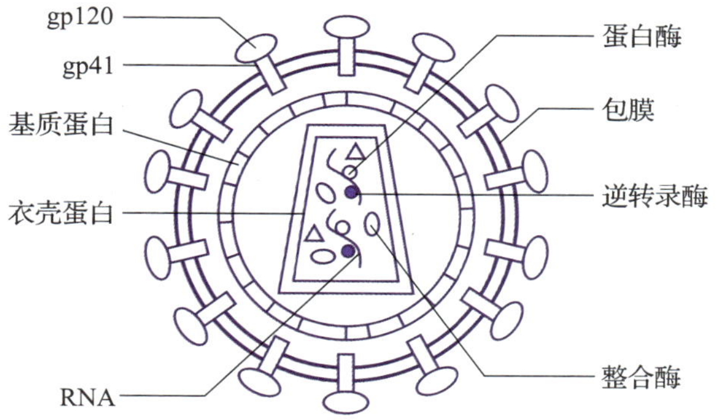

图 6-5 HIV 结构示意图

HIV 对理化因素的抵抗力较弱,加热 56℃ 10 分钟可被灭活。用 0.2%次氯酸钠、0.1%漂白粉、70%乙醇、0.3%H_2O_2、50%乙醚或 0.5%来苏处理 5～10 分钟,均可灭活病毒。对紫外线有较强的抵抗力。

二、致病性与免疫性

AIDS 的传染源是患者和 HIV 无症状携带者。主要传播途径有三种:①性传播:是 HIV 的主要传播途径,异性或同性间的性行为均可传播;②血液传播:输入含有 HIV 的血液或血制品、器官或骨髓移植、静脉药瘾共用污染的注射器等;③垂直传播:包括经胎盘、产道或哺乳等途径传播。

HIV 选择性地感染 $CD4^+$ T 细胞和单核-巨噬细胞,引起机体免疫系统的进行性损伤。HIV 感染可分为三个时期,即急性感染期、临床潜伏期、免疫缺损期。当进入免疫缺损期时,$CD4^+$ T 细胞数量明显减少,机体免疫力显著下降,引起条件致病菌感染和恶性肿瘤。

HIV 感染可诱导机体体液和细胞免疫。HIV 可刺激机体产生特异性抗体及效应 Tc 细胞,抗体能使血清中病毒抗原降低,效应 Tc 细胞能直接杀伤 HIV 感染的靶细胞,细胞因子可抑制 HIV 的复制。但无论是抗体还是效应 Tc 细胞,都不能彻底清除有 HIV 潜伏感染的细胞。

三、微生物学检查与防治原则

HIV 的实验室检查以抗体检测为主,抗原及核酸等检测为辅,用 ELISA 法筛查 HIV 抗体,阳性者再用蛋白印迹法进行确认。

由于本病目前尚缺乏安全有效的疫苗,主要采取综合性预防措施:①加强卫生宣教工作,普及 AIDS 预防知识;②严格筛选献血员,加强对血液、血制品的检测与管理;③杜绝吸毒和性滥交;④阻断母婴垂直传播;⑤严格医疗器械的消毒灭菌,推广一次性注射器,防止医源性感染;⑥建立 HIV 感染的监测系统,加强对高危人群的监测;⑦加强国境检疫,严防国境传入。

艾滋病的治疗无特效药物，常使用多种药物综合治疗，以防止耐药性产生。如由核苷类似物齐多夫定(AZT)和拉米夫定(3TC)/蛋白酶抑制剂英迪纳瓦(IDV)组成的三联疗法等。

第六节　其他病毒

一、狂犬病病毒

狂犬病病毒是一种嗜神经性病毒，为人和动物狂犬病的病原体。

(一) 生物学性状

狂犬病病毒呈弹头状，大小约 75 nm×180 nm，为 RNA 病毒，有包膜。在易感动物或人的中枢神经细胞(主要是大脑海马回的锥体细胞)胞质内增殖，形成嗜酸性包涵体，称内基小体，具有诊断意义。该病毒抵抗力弱，紫外线、加热 60℃ 30 分钟、酸、碱、甲醛、碘、乙醇及肥皂水等均可使之灭活。

(二) 致病性与免疫性

狂犬病属自然疫源性疾病，传染源主要是患病动物，如犬、猫等，人通过患病或带病毒动物咬伤、抓伤等而感染。该病潜伏期长短不一，一般为 1～3 个月。典型的临床表现是神经兴奋性增高，躁动不安，吞咽或饮水时喉头肌肉发生痉挛，甚至闻水声或其他轻微刺激均可引起痉挛发作，故又称恐水病。兴奋期经 3～5 天后，转入麻痹期，最后因昏迷、呼吸循环衰竭而死亡。病死率达 100%(图 6-6)。

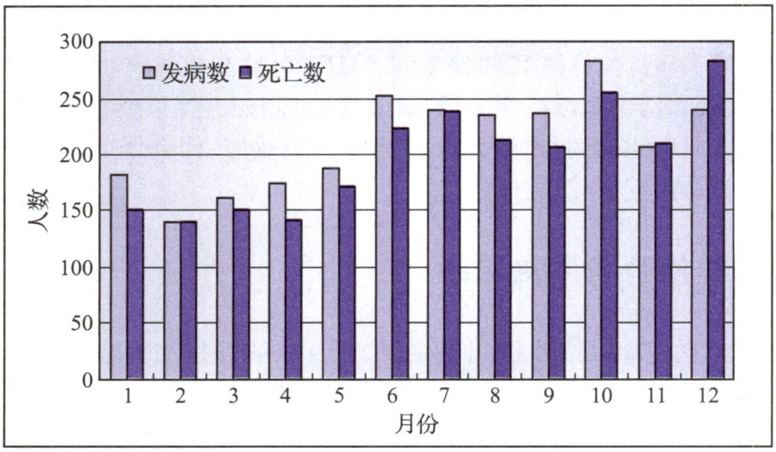

图 6-6　2008 年我国狂犬病疫情统计图*

* 数据来源：2008 年我国卫生部疫情通报。

（三）防治原则

狂犬病死亡率极高，预防是关键。主要措施有：①犬类管理：加强家犬管理，捕杀野犬，注射犬用疫苗，是预防狂犬病的重要措施；②伤口处理：人被动物咬伤后应立即用3%～5%肥皂水、0.1%苯扎溴铵（新洁尔灭）或清水反复冲洗伤口，再用70%乙醇涂擦；③注射狂犬疫苗：于伤后第1、3、4、14、28天各肌注1 ml狂犬疫苗。

二、疱疹病毒

疱疹病毒是一群中等大小、结构相似、有包膜的DNA病毒，引起人类疾病的疱疹病毒主要有单纯疱疹病毒、水痘-带状疱疹病毒、巨细胞病毒、EB病毒。

人类常见疱疹病毒的传播途径、所致疾病、主要潜伏部位及防治原则见表6-7。

表6-7 人类常见的疱疹病毒

病 毒	传播途径	所致疾病	主要潜伏部位	防治原则
单纯疱疹病毒-1型（HSV-1）	直接或间接接触传播	齿龈炎、唇疱疹、角膜炎、疱疹性脑炎、脑膜炎、先天性畸形等	三叉神经节、颈上神经节	无特异性预防，治疗用糖苷、阿糖胞苷、阿昔洛韦、干扰素，但不能清除潜伏病毒
单纯疱疹病毒-2型（HSV-2）	性传播	生殖器疱疹、新生儿疱疹；与宫颈癌发病有关	骶神经节	同上
EB病毒（EBV）	唾液或性传播	传染性单核细胞增多症、非洲儿童恶性淋巴瘤；与鼻咽癌发病有关	B淋巴细胞	预防EBV感染的疫苗正在研制中
水痘-带状疱疹病毒（VZV）	呼吸道飞沫或接触传播	水痘、带状疱疹	脑颈或腰神经节	减毒活疫苗预防，治疗用阿昔洛韦、阿糖腺苷、干扰素
巨细胞病毒（CMV）	垂直、接触、医源性及性传播等	巨细胞包涵体病、输血后单核细胞增多症和肝炎、间质性肺炎、先天畸形	唾液腺、乳腺、肾脏、单核细胞、淋巴细胞	减毒活疫苗已问世，正在试用中

三、出血热病毒

出血热病毒是由节肢动物或啮齿类动物传播，引起病毒性出血热的一类病毒。病毒性出血热以高热、出血、低血压及死亡率高为主要的临床特征，以节肢动物或啮齿类动物为自然宿主和传播媒介，是一种自然疫源性疾病。我国已发现的有汉坦病毒、新疆出血热病毒，其传播媒介、所致疾病及防治原则见表 6－8。

表 6－8　常见出血热病毒

病　毒	传播媒介	所致疾病	防治原则
汉坦病毒	啮齿类动物	肾综合征出血热（流行性出血热）	防鼠灭鼠；接种灭活疫苗；对症治疗及支持疗法
新疆出血热病毒	蜱	新疆出血热	防蜱叮咬

（张少春）

第七章 其他微生物

第一节 支原体

支原体是一类没有细胞壁、呈多形性、能通过细菌滤器、能在人工培养基中生长繁殖的最小原核细胞型微生物。因能形成丝状及分支形状而得名支原体。对人致病的主要有肺炎支原体、溶脲脲原体。

支原体多呈球形或丝形。革兰染色阴性,但不易着色,常用吉姆萨染色,呈淡紫色。培养要求高,以无性二分裂法繁殖,生长缓慢,典型的菌落呈油煎荷包蛋样。支原体因缺乏细胞壁,对理化因素敏感。

肺炎支原体经呼吸道传播,引起原发性非典型肺炎,多发于夏末秋初,以 5～15 岁的少年儿童发病率最高。感染后临床症状较轻,可出现不规则发热、头痛、咳嗽等症状。治疗可选用红霉素与喹诺酮类抗生素。

溶脲脲原体通过性接触或母婴传播,引起泌尿生殖系统感染、流产和不育症,治疗常用强力霉素、红霉素、庆大霉素等。

第二节 衣原体

衣原体是一类能通过细菌滤器、严格细胞内寄生、有独特发育周期的原核细胞型微生物。其共同特征是:①革兰染色阴性,圆形或椭圆形;②有细胞壁,但无肽聚糖;③具有独特发育周期,二分裂繁殖;④有 DNA 和 RNA 两种核酸,并有核糖体;⑤具有独立的酶系统,但不能产生代谢所需要的能量,需宿主提供,故严格的细胞内寄生;⑥抵抗力不强,耐冷不耐热;⑦对多种抗生素敏感。

衣原体有原体和始体两个发育阶段,原体有感染性,无繁殖能力,始体有繁殖能力而无感染性。

对人致病的主要有沙眼衣原体和肺炎衣原体两种。①沙眼衣原体:经眼-眼或眼-

手-眼途径传播，引起沙眼及成人包涵体结膜炎；也可通过产道感染，引起婴儿包涵体结膜炎；还可经性接触传播引起非淋球菌性泌尿生殖道感染（沙眼衣原体生物亚种引起）、男性腹股沟化脓性淋巴结炎、慢性淋巴肉芽肿及女性会阴、肛门、直肠炎症、形成肠皮肤瘘管或狭窄（沙眼衣原体性病淋巴肉芽肿亚种引起）；②肺炎衣原体：经呼吸道传播，引起肺炎、支气管炎、鼻窦炎等。

预防的重点是注意个人卫生，不使用公用毛巾和脸盆，避免直接或间接感染；经性传播的衣原体，其预防措施与其他性病预防相同。治疗可用磺胺、红霉素、诺氟沙星等。

第三节 立克次体

立克次体是一类以节肢动物为传播媒介、严格细胞内寄生的原核细胞型微生物。为纪念因研究斑疹伤寒受感染而不幸牺牲的美国病理学家立克次医生（Howard Taylor Ricketts，1871—1910）而命名。

立克次体的共同特点是：①有细胞壁，形态多样，但以球杆状或杆状为主；②大小介于细菌与病毒之间；③专性细胞内寄生，二分裂繁殖；④含有 DNA 和 RNA 两种核酸；⑤对多种抗生素敏感；⑥以节肢动物作为传播媒介或储存宿主；⑦大多数是人畜共患的病原体，在人类引起发热出疹性疾病。

立克次体通过吸血节肢动物如虱、蚤、蜱、螨等的叮咬或其粪便污染伤口而感染，或通过接触、呼吸道、消化道等途径侵入人体，引起人兽共患病，主要表现为发热、皮疹，严重者可出现神经系统、心血管系统并发症。常见立克次体及其致病的流行病学特点见表 7－1。

表 7－1 常见立克次体

病原体	所致疾病	媒介昆虫	贮存宿主
普氏立克次体	流行性斑疹伤寒	人虱	人
斑疹伤寒立克次体	地方性斑疹伤寒	鼠蚤、鼠虱	鼠
恙虫病立克次体	恙虫病	恙螨	野鼠

立克次体病的预防措施主要是改善居住条件；注意个人卫生与防护；灭鼠、灭蚤和灭虱；特异性预防可接种死疫苗或减毒活疫苗；治疗可用氯霉素、环丙沙星等。

第四节 螺旋体

螺旋体是一类细长、柔软、弯曲呈螺旋状、运动活泼的原核细胞型微生物。其基本特征与细菌相似。对人致病的主要有钩端螺旋体、梅毒螺旋体等。

一、钩端螺旋体

钩端螺旋体简称钩体，可引起人类或动物钩端螺旋体病（简称钩体病）。此病属人畜共患性疾病，分布广泛，我国以南方农村地区多见。

（一）主要生物学特性

钩端螺旋体有细密而规则的螺旋，菌体一端或两端弯曲呈钩状，常呈 S 或 C 字形（图 7－1），故名钩端螺旋体。暗视野显微镜下可见钩端螺旋体像一串细小发亮的珠粒，运动活泼。革兰染色阴性，但不易着色，常用镀银染色法染色，呈棕褐色。

钩端螺旋体抵抗力较其他螺旋体强，耐冷，不耐热和干燥，对化学消毒剂敏感，对青霉素、庆大霉素敏感。

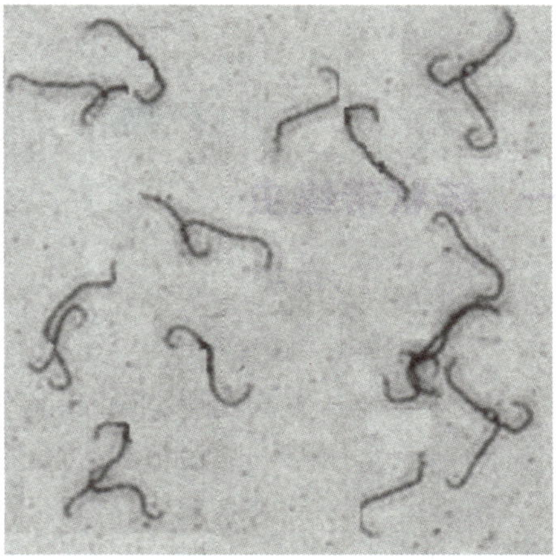

图 7－1　钩端螺旋体（光镜下）

（二）致病性与免疫性

钩体病为人畜共患病，鼠类和猪是其主要的传染源和储存宿主。人接触疫水或疫土时，钩体经黏膜或皮肤破损处侵入人体，在局部迅速生长繁殖，并经淋巴系统或直接进入血循环引起败血症。临床上表现为全身中毒症状，有发热、头痛与全身酸痛、疲乏无力、眼结膜充血、局部淋巴结肿大，腓肠肌压痛等典型表现。重者可有明显的肝、肾、中枢神经系统损害，肺大出血，甚至死亡。病后机体可获得对同型钩体的持久免疫力，以体液免疫为主。

（三）防治原则

防鼠、灭鼠是预防钩体病的主要措施。此外，要加强带菌家畜的管理；对易感人群可进行多价死疫苗接种；治疗首选青霉素。

二、梅毒螺旋体

梅毒螺旋体是人类梅毒的病原体，梅毒是性传播疾病中危害较严重的一种，人是唯一的传染源。

（一）主要生物学特性

梅毒螺旋体螺旋致密而规则，菌体细长，两端尖直，运动活泼，镀银染色呈棕褐色（图 7－2），抵抗力较弱，对冷、热、干燥特别敏感，对一般消毒剂敏感，对青霉素、四环素、红霉素等敏感。

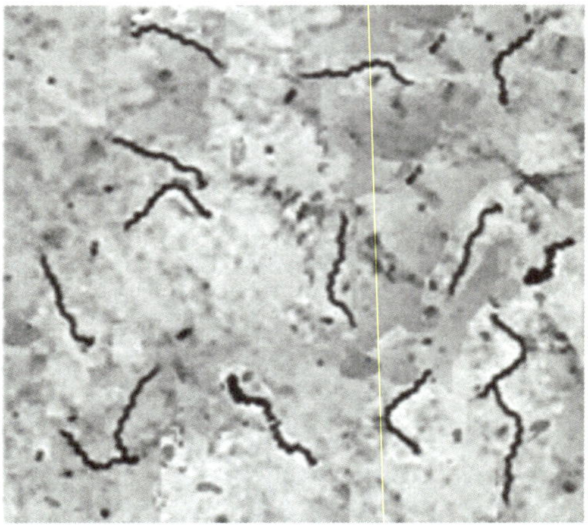

图 7－2　梅毒螺旋体（光镜下）

（二）致病性与免疫性

人是梅毒螺旋体的唯一宿主，主要通过性接触引起获得性梅毒，也可经垂直感染引起先天性梅毒。

先天性梅毒可致胎儿全身感染，引起流产、早产、死胎。获得性梅毒临床上分三期，Ⅰ期梅毒主要在外生殖器出现无痛性下疳；Ⅱ期梅毒主要表现为全身皮肤、黏膜梅毒疹、淋巴结肿大，可累及骨、关节等器官；Ⅲ期梅毒为晚期梅毒，病变可累及全身组织和器官，主要表现为皮肤黏膜出现溃疡性坏死灶或内脏器官肉芽肿样病变（梅毒瘤）。

梅毒的免疫为传染性免疫，一旦螺旋体被杀灭，其免疫力亦随之消失。

（三）防治原则

梅毒是一种性病，其预防措施与其他性病预防相同。梅毒确诊后，宜用青霉素等药物及早彻底治疗。

第五节　放线菌

放线菌是一类丝状、呈分支状生长的原核细胞型微生物。革兰染色阳性，二分裂繁殖，对青霉素、四环素、磺胺类药物敏感。对人致病的主要有衣氏放线菌、星形诺卡菌等，可引起内源性感染。

衣氏放线菌可在拔牙或外伤时引起内源性感染，导致软组织慢性或亚急性化脓性炎症，常伴有多发性瘘管形成。

星形诺卡菌多经呼吸道及皮肤伤口感染，主要引起原发性化脓性肺部感染，感染后可引起肺炎、肺脓肿，慢性感染者出现类似肺结核的症状。若该菌经皮肤创伤感染，可侵入皮下组织引起慢性化脓性肉芽肿，并可形成瘘管。

第六节 真 菌

真菌是真核细胞型微生物，细胞结构完整，具有典型的细胞核和完整的细胞器。真菌广泛分布于自然界，种类繁多，多数对人类有益，少数能引起人类疾病，称为病原性真菌。

一、生物学特性

真菌可分为单细胞真菌和多细胞真菌两类。单细胞真菌呈圆形或卵圆形，如酵母菌、隐球菌等；多细胞真菌由菌丝和孢子两部分组成，如皮肤丝状菌。

真菌菌丝可分为有隔菌丝、无隔菌丝；形状有多种，如破梳状、球拍状、结节状等，这些可作为真菌鉴别的重要依据之一(图 7-3)。孢子是真菌的繁殖结构，分为有性孢子和无性孢子两种，病原性真菌多数只形成无性孢子。无性孢子依其形态的不同可分为叶状孢子、分生孢子、孢子囊孢子(图 7-4)。

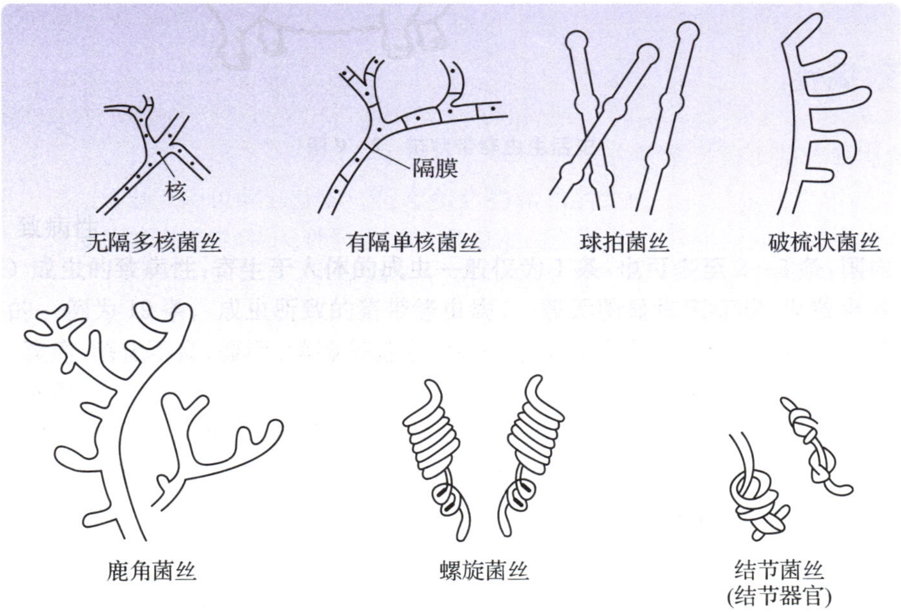

图 7-3 真菌的各种菌丝形态示意图

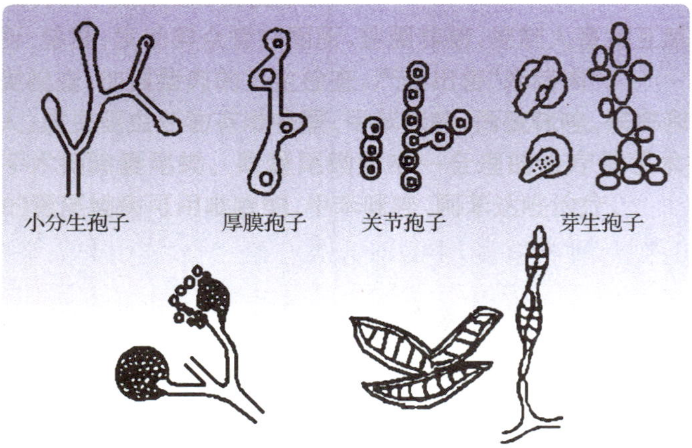

图 7－4　真菌的各种孢子形态示意图

真菌对干燥、日光、紫外线及一般消毒剂均有较强的抵抗力；但不耐热，60℃ 1 小时可被杀死；对 1%～3%石炭酸、2.5%碘酒、0.1%升汞及 10%甲醛液等比较敏感，对抗生素均不敏感；酮康唑、伊曲康唑、制霉菌素、二性霉素 B 等对多种真菌有抑制作用。

二、致病性

致病性真菌可通过多种方式致病：

1. 病原性真菌感染　主要是外源性真菌感染。皮肤癣菌可引起皮肤、皮下组织和全身性真菌感染，如各种癣病；深部真菌感染后可引起慢性肉芽肿或组织溃疡坏死。

2. 条件致病性真菌感染　常见于内源性真菌感染，只有在机体抵抗力降低时如肿瘤、免疫缺陷病、糖尿病、放疗等，或在菌群失调时发生，也可在应用导管、手术等过程中继发感染。如白假丝酵母菌感染，可引起鹅口疮、阴道炎、甲沟炎、肺炎等。

3. 超敏反应性疾病　过敏体质的人吸入或食入某些真菌的菌丝或孢子时可出现各种类型的超敏反应，如荨麻疹、接触性皮炎、过敏性鼻炎、支气管哮喘等。

4. 真菌性中毒　有些真菌在粮食或饲料上生长并产生真菌毒素，人、畜食入毒素污染的食物后可导致急性或慢性中毒。

5. 真菌毒素与肿瘤　已证实有些真菌毒素与肿瘤有关。研究最多的是黄曲霉毒素，其毒性甚强，小剂量即有致癌作用。

三、防治原则

真菌感染目前尚无特异性预防方法，主要是一般性预防。预防癣病主要措施是注意公共卫生和个人卫生；预防条件致病性真菌感染的主要措施是注意卫生、合理使用抗生素；治疗真菌感染常用灰黄霉素、制霉菌素、克霉唑等。

（张少春）

第八章 人体寄生虫概述

寄生虫的危害不可轻视

寄生虫病及寄生虫作为媒介传播的疾病严重损害人类健康和影响社会经济发展。据1990年WHO报告，在危害人类健康常见的48种疾病中，有40种属于传染病和寄生虫病。在我国，法定报告的36种传染病中有13种媒介生物性疾病。有些机会致病性寄生虫感染还是艾滋病患者的主要死亡原因。就肠道寄生虫感染而言，据估计全球有13亿人感染蛔虫，13亿人感染钩虫，9亿人感染鞭虫。我国肠道寄生虫感染的现状为：蛔虫的感染人数为5.31亿，钩虫的感染人数为1.94亿，鞭虫的感染人数为1.12亿，12岁以下儿童蛲虫平均感染率为23.61%。1988—1992年全国人体寄生虫分布调查报告，全国寄生虫的感染率为62.63%，感染人数达7.08亿。因此，不可轻视人体寄生虫病的危害性。

人体寄生虫学又称医学寄生虫学，是研究与人体健康有关的寄生虫的形态结构、生活史、致病作用、实验诊断、流行因素及防治原则的一门科学，是重要的基础医学课程之一，也是预防医学和临床医学的基础课程。其内容包括医学蠕虫、医学原虫和医学节肢动物三部分。学好这门课为日后学习其他基础医学课程，如病理学、药理学等以及临床护理等课程奠定基础。

第一节 基本概念

1. 寄生生活与寄生虫

（1）寄生生活：两种生物生活在一起，一方受益，另一方受害，这种生活方式称为寄生生活。例如蛔虫寄生在人体内的生活方式。

（2）寄生虫：营寄生生活中受益者称为寄生物，其中单细胞原生动物和多细胞无脊椎动物则称为寄生虫。寄生于人体的寄生虫称为人体寄生虫或医学寄生虫。寄生于宿主体内器官或组织细胞内的寄生虫称为体内寄生虫，如蛔虫寄生于人体肠道、疟原虫寄生于人体的肝细胞和红细胞内。寄生于宿主体表的寄生虫称为体外寄生虫，主要是一些节肢动物，如蚊、虱、蚤等。这些节肢动物在刺吸宿主血液时与宿主体表接触，吸血后便离开，因此体外寄生虫又可称为暂时性寄生虫。

2. 宿主　被寄生虫寄生并遭受其损害的人或动物称为宿主。

寄生虫在其生活史过程中所需宿主的数目不尽相同，有的只需一个宿主，有的则需两个或两个以上宿主。宿主分为以下几种：

(1) 终(末)宿主：指寄生虫成虫或有性生殖阶段所寄生的宿主。例如血吸虫成虫寄生于人体的门静脉系统，故人是血吸虫的终(末)宿主。

(2) 中间宿主：指寄生虫的幼虫或无性生殖阶段所寄生的宿主。有两个以上中间宿主的寄生虫，按其寄生顺序依次称为第一、第二中间宿主等。如华支睾吸虫，某些淡水螺蛳和淡水鱼虾分别是其第一、第二中间宿主。

(3) 保虫宿主：某些寄生虫既可寄生于人，又可寄生于某些脊椎动物，这些脊椎动物在一定条件下可将其体内的寄生虫传播给人。在流行病学上将这些脊椎动物称为保虫宿主或储存宿主。例如血吸虫成虫既可寄生于人，又可寄生于牛，牛体内的血吸虫可以传播给人，所以牛为血吸虫的保虫宿主或储存宿主。

3. 寄生虫生活史

(1) 寄生虫生活史：寄生虫完成一代生长、发育和繁殖的全过程及其所需的环境条件称为寄生虫的生活史。不同寄生虫生活史各不相同，有的比较简单，有的比较复杂，一般包括感染人体、体内移行、定位寄生、排离人体和外界发育五个基本阶段。了解和掌握寄生虫的生活史，不仅可以认识人体是如何感染某种寄生虫的，而且还可针对生活史的不同发育阶段采取有效的防治措施，达到控制或消灭寄生虫病的目的。

(2) 感染阶段：在寄生虫生活史中，具有感染人体能力的某一特定发育阶段，称为寄生虫的感染阶段。例如血吸虫生活史中有虫卵、毛蚴、尾蚴及成虫等发育阶段，只有尾蚴具有感染人体能力，因此尾蚴是血吸虫的感染阶段。

第二节　寄生虫与宿主的相互关系

1. 寄生虫对宿主的致病作用　寄生虫对宿主的致病作用主要表现在以下三个方面：

(1) 夺取营养：寄生虫在宿主体内生长、发育及繁殖所需的营养物质均来自宿主，如蛔虫寄生在宿主肠道，夺取营养物质引起营养不良；钩虫咬附肠壁吸食血液引起宿主贫血。

(2) 机械性损伤：寄生虫在宿主体内移行和定居均可造成宿主组织损伤或破坏。如蛔虫阻塞胆管或引起肠梗阻；十二指肠钩口线虫的钩齿咬附肠黏膜；猪囊尾蚴压迫脑组织等。

(3) 毒性及免疫损伤：寄生虫的排泄物、分泌物及虫体、虫卵死亡的崩解物等对宿主均有毒害作用。这些物质还可以作为抗原，引起免疫病理损伤。例如钩虫成虫能分泌抗凝素，使受损肠黏膜伤口流血不止；疟原虫破坏受染红细胞，释放出疟原虫及其代谢产物，引起发热；血吸虫抗原与相应抗体结合形成免疫复合物，引起肾小球基底膜损伤；蛔虫幼虫移行至肺脏，不仅引起机械性损伤，还可导致哮喘。

2. 宿主对寄生虫的免疫作用

（1）非特异性免疫：主要表现为皮肤黏膜的屏障作用、单核巨噬细胞的吞噬作用、固有免疫分子（主要是补体的溶细胞作用）的杀灭作用等。

（2）特异性免疫：由寄生虫抗原刺激宿主免疫系统产生的免疫应答。当宿主再次接触或不断接触这些寄生虫时，其免疫应答的强度则有所增强，对同种寄生虫再感染有一定的免疫力。由于寄生虫抗原比微生物复杂，有虫体抗原、代谢抗原、分泌抗原和表面抗原等，故抗寄生虫免疫的效应远不如抗微生物免疫显著。

（3）免疫逃避：寄生虫侵入免疫功能正常的宿主体内，有些能逃避宿主的免疫攻击，这种现象称为免疫逃避。

（4）超敏反应：宿主对寄生虫感染所产生的免疫效应，既可表现为对宿主的保护性免疫，又可诱导宿主发生超敏反应，引起宿主组织损伤和/或生理功能紊乱。如蛔虫的幼虫引起的Ⅰ型超敏反应（哮喘）；日本血吸虫卵引起虫卵性肉芽肿则属于Ⅳ型超敏反应等。

第三节　寄生虫病的流行与防治原则

1. 寄生虫病流行的基本环节

（1）传染源：指感染了寄生虫的人和动物，包括病人、带虫者和保虫宿主。

（2）传播途径：指寄生虫从传染源排出，借助某种传播因素侵入易感宿主的全过程。人体寄生虫常见的感染途径有：

①经口感染：感染阶段的寄生虫通过食物、饮水等经口食入而感染，是寄生虫感染中最常见的途径。如食入感染期蛔虫卵后可感染蛔虫。

②经皮肤感染：感染阶段的寄生虫经皮肤侵入宿主体内。如钩虫的丝状蚴和血吸虫的尾蚴均可经皮肤侵入人体引起相应的感染。

③经节肢动物媒介感染：某些寄生虫需在媒介节肢动物体内发育至感染阶段，然后通过叮刺吸血的方式侵入宿主体内。例如疟原虫、丝虫均由蚊虫叮咬感染。

④接触感染：某些寄生虫通过直接或间接接触方式感染宿主。如阴道毛滴虫通过性接触传播；疥螨可因皮肤接触传播。

⑤垂直感染：某些寄生虫感染孕妇后，可通过胎盘侵入胎儿体内，引起胎儿先天感染。如弓形虫的感染。

寄生虫感染人体除了上述较常见的感染途径外，尚有其他感染途径，如疟原虫除经蚊虫叮咬感染外，还可经输血感染；蛲虫卵可由空气吸入后经吞咽入消化道感染等。

（3）易感者：是指对某种寄生虫缺乏免疫力或免疫力低下的人。人对人体寄生虫普遍易感。人体对寄生虫的易感性还与其年龄有关。在流行区，儿童以及从非流行区进入流行区的人群尤其易感。

寄生虫病的流行除了与上述三个流行环节有关外，还受自然因素（地理环境和气候因素）、生物因素（宿主的分布或传播媒介的存在）和社会因素（社会制度、经济状况、科学水平、文化教育、医疗卫生、生产方式和生活习惯等）的影响。如疟疾的传播与流行与蚊种、温湿度、季节等因素有关；血吸虫病的传播与流行与钉螺的分布、人群的生活方式与生活习惯等因素有关。

2. 寄生虫病的防治原则　根据寄生虫病的流行环节和因素，对寄生虫病采取综合性的防治措施，才能有效地控制和消灭寄生虫病。

（1）控制或消灭传染源：在流行区，普查普治寄生虫病人、带虫者及保虫宿主是防治的重要措施。在非流行区，监测和控制流行区传染源输入和扩散是做好防治工作的必要手段。

（2）切断传播途径：加强粪便和水源的管理，搞好环境和个人卫生，控制和杀灭媒介节肢动物及中间宿主是切断寄生虫病传播途径的重要方法。

（3）保护易感者：加强健康教育，改变不良的饮食习惯和行为方式，提高人群的自我保护意识，均能有效地保护易感者。必要时可进行预防服药、皮肤涂抹驱避剂或防护剂等。

（高　义）

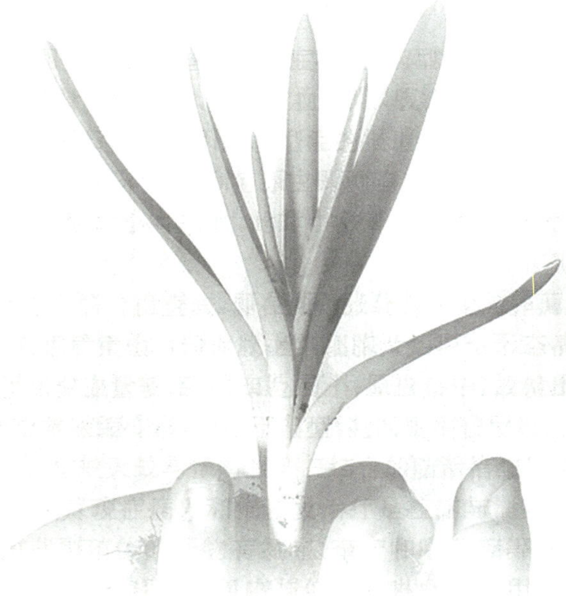

第九章　常见人体寄生虫

第一节　线　　虫

线虫属于线形动物门的线虫纲。成虫呈线状或圆柱状，雌雄异体。线虫种类繁多，分布广泛，但寄生人体的常见线虫有 10 余种。

一、似蚓蛔线虫

似蚓蛔线虫简称蛔虫，是人体常见的一种寄生虫，寄生于人体的小肠，引起蛔虫病。蛔虫分布广泛，感染率高，人群感染的特点为农村高于城市，儿童高于成人。

1. 形态

（1）成虫：虫体呈长圆柱形，形似蚯蚓，活时呈粉红色，死后呈灰白色，体表可见有细横纹，两侧有明显的侧线。雌虫长 20～35 cm，甚至达 49 cm 以上，尾端尖直；雄虫长 15～31 cm，尾端向腹面弯曲。

（2）虫卵：虫卵分受精卵和未受精卵两种：①受精卵：宽椭圆形，大小为(45～75) μm×(35～50) μm，卵壳厚而透明，其表面有一层由子宫分泌物形成的凹凸不平的蛋白质膜，被宿主胆汁染成棕黄色。卵内含有 1 个大而圆的卵细胞，其两端与卵壳间各形成一个新月形空隙；②未受精卵：长椭圆形，大小为(88～94) μm×(39～40) μm，卵壳及其表面的蛋白质膜均较受精蛔虫卵薄，卵内充满了大小不等的折光颗粒。

受精卵、未受精卵表面的蛋白质膜有时可脱落，成为脱蛋白膜蛔虫卵，而使虫卵变为无色，观察时应注意与钩虫卵相鉴别。

2. 生活史　成虫寄生于人体小肠，以肠内半消化食物为营养，雌雄交配后雌虫产卵，卵随宿主粪便排出体外。粪便中受精蛔虫卵在适宜温度(21～30℃)、潮湿、荫蔽、氧气充足的泥土中，约经 3 周发育并蜕皮 1 次成为内含幼虫的感染期虫卵。感染期虫卵被人误食后，在小肠内孵出幼虫。幼虫侵入肠黏膜和黏膜下层，钻入肠壁静脉或淋巴管，经门静脉回流至肝，入下腔静脉回流至右心，到达肺，穿破肺泡毛细血管进入肺泡，在此经 2 次蜕皮，沿支气管、气管逆行至咽部，被吞咽而入消化道，在小肠内再蜕皮 1 次后发育为成虫(图 9－1)。自感染期卵进入人体到发育为成虫产卵需 60～75 天,成虫的寿命为 1 年左右。

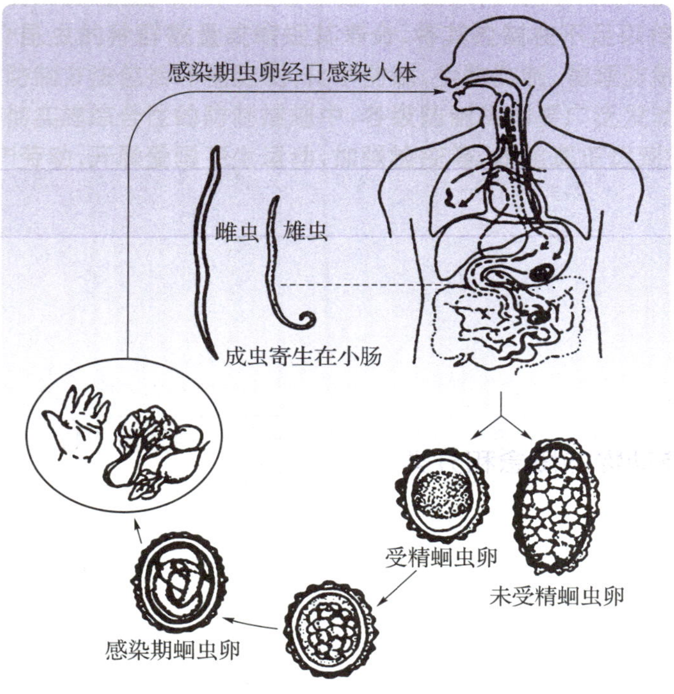

图 9－1　蛔虫生活史

3. 致病性　蛔虫的幼虫和成虫均可对宿主造成损害,表现为机械性损伤、免疫损伤、营养不良、肠功能紊乱,尤其是成虫引起的严重并发症。

(1) 幼虫的致病性:少量幼虫移行至肺部时患者可无明显症状。大量幼虫移行过程中,可因机械损伤、幼虫代谢产物及其变应原物质,引起宿主局部病变和全身超敏反应,以肺部病变最为突出。患者表现为蛔蚴性肺炎、支气管哮喘或嗜酸性粒细胞增多症,出现发热、咳嗽、痰中带血、胸闷、哮喘或荨麻疹等现象。

(2) 成虫的致病性:成虫是其主要的致病阶段,主要表现为:①掠夺营养与损伤肠黏膜:成虫在小肠内不仅夺取营养,而且损伤肠黏膜,导致宿主营养不良,儿童严重感染可出现发育障碍。患者表现为食欲不振、恶心、呕吐、腹泻和间歇性脐周疼痛。儿童感染常伴有神经精神症状,如惊厥、夜惊、磨牙等。②超敏反应:蛔虫变应原被人体吸收后,可引起宿主出现Ⅰ型超敏反应,患者可出现荨麻疹、皮肤瘙痒、结膜炎及血管神经性水肿等症状。③并发症:蛔虫成虫有钻孔的习性,当宿主受到刺激(如体温升高、胃肠道伴有疾病、大量食入辛辣食物或使用驱虫药物不当等)时,蛔虫可钻入开口于肠壁的各种管道(如胆管、阑尾等),引起相应的并发症。胆管蛔虫病是临床最为常见的并发症,此外还可并发蛔虫性肠梗阻、蛔虫性胰腺炎或阑尾炎,甚至肠穿孔等。

4. 标本采集与检查　自粪便中查出虫卵,即可确诊。由于蛔虫产卵量大,可采用直接涂片法,查 3 张涂片,检出率可达 95%。必要时采用饱和盐水浮聚法或沉淀法可提高检出率。

5. 防治原则　防治蛔虫病应采取综合措施，包括预防感染、管理粪便和查治病人及带虫者。

(1) 预防感染：加强卫生宣教，讲究饮食卫生和个人卫生，做到饭前便后洗手，不生食未洗净的瓜果蔬菜，不饮生水，把好病从口入关。

(2) 管理粪便：加强粪便管理和无害化处理，防止粪便污染环境，达到有效切断传播途径的目的。

(3) 查治病人和带虫者：是控制传染源的重要措施。目前常用的驱虫药物有阿苯达唑、丙硫咪唑（肠虫清）、甲苯咪唑和伊维菌素等。

二、十二指肠钩口线虫与美洲板口线虫

钩虫是钩口科线虫的统称，寄生于人体的钩虫主要有十二指肠钩口线虫（简称十二指肠钩虫）和美洲板口线虫（简称美洲钩虫）两种。两种钩虫的形态和生活史基本相似，成虫寄生于人体小肠，引起钩虫病。钩虫病在我国分布广泛，农村感染率明显高于城市，是危害人民健康的重要寄生虫病之一。

1. 形态

(1) 成虫：虫体细长略弯曲，长约 1 cm，活时淡红色，半透明，死后呈灰白色。十二指肠钩虫略大于美洲钩虫，前者呈“C”形，后者呈“S”形。虫体前端有口囊，口囊两侧的头腺能分泌抗凝素；口囊腹侧缘，十二指肠钩虫有 2 对钩齿，美洲钩虫有 1 对板齿。雌虫稍大，尾端尖直；雄虫较小，尾端膨大，由角皮层向后延伸形成膜质交合伞，两种钩虫交合伞的形态结构不同，也是鉴别虫种的依据。

(2) 虫卵：两种钩虫卵形态相似，呈椭圆形，大小为(57～76) μm×(39～40) μm，卵壳薄且无色透明，卵内通常含 2～4 个卵细胞，卵壳与卵细胞之间有明显空隙。

2. 生活史　成虫寄生于人体小肠，借钩齿或板齿咬附在肠黏膜上，以人体血液、组织液及脱落的肠上皮细胞等为食。雌雄交配产卵，卵随粪便排出体外，在温暖(25～30℃)、潮湿、荫蔽、氧气充足的疏松土壤中，经 8～9 天发育为具有感染能力的丝状蚴，即感染期幼虫。当丝状蚴与人体皮肤（通常为手和脚）接触后，受人体温度刺激，幼虫活动能力增强，依靠其活跃的穿刺样运动，通过毛囊、汗腺或皮肤破损处钻入人体，随即进入血管或淋巴管，随血流经右心至肺，穿过肺泡壁毛细血管到达肺泡，沿支气管、气管向上移行至咽，随吞咽入消化道，在小肠发育为成虫（图 9－2）。自丝状蚴钻入人体至成虫交配产卵需 4～6 周，十二指肠钩虫成虫一般可存活 7 年左右，美洲钩虫成虫可存活 5 年以上。

3. 致病性　两种钩虫的致病作用相似，但十二指肠钩虫较美洲钩虫对人体的危害更大。

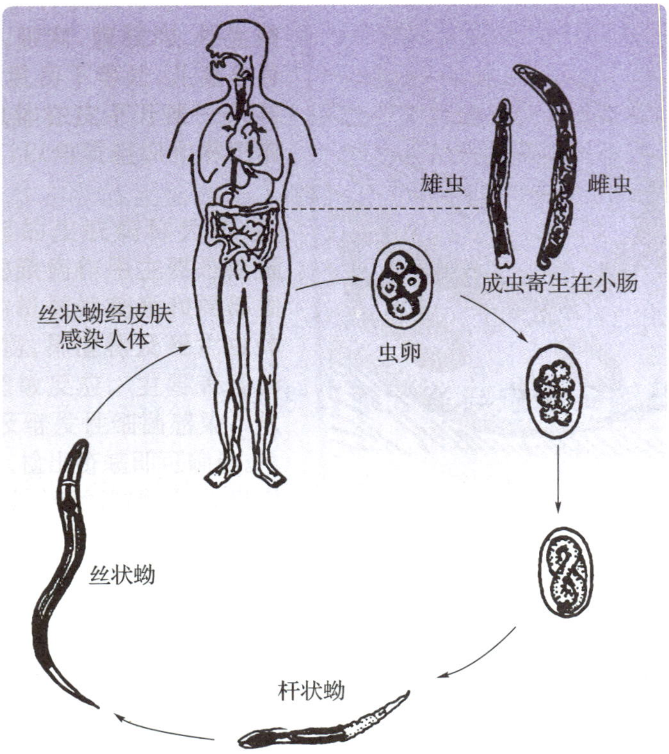

图 9－2　钩虫生活史

（1）幼虫的致病性：包括丝状蚴侵入皮肤及幼虫在体内移行对人体造成的损害：①钩蚴性皮炎：当人体赤手裸脚接触土壤时，钩虫丝状蚴钻入皮肤，数分钟后局部皮肤可有奇痒、烧灼感，继而出现小出血点或丘疹，称为钩蚴性皮炎，俗称"粪毒"。搔破后可继发细菌感染，形成脓疱。②呼吸系统病变：幼虫移行至肺，可引起肺部的出血和炎症反应，临床症状类似蛔蚴性肺炎，称为"钩蚴性肺炎"。

（2）成虫的致病性：①贫血：钩虫对人体最严重的危害是成虫引起的缺铁性贫血。成虫以其钩齿或板齿及口囊咬啮宿主肠黏膜，不断吸食血液，同时分泌抗凝素，使咬附处伤口不断渗血。此外，虫体还有更换咬啮部位的习性，致使新伤口不断增加，因此，病人长期处于慢性失血状态，体内铁元素和蛋白质不断丢失，导致缺铁性贫血。轻度感染临床表现为皮肤黏膜苍白，眩晕乏力，轻度气促心惊等；严重感染可出现心慌、气短、水肿、贫血性心脏病等。儿童严重感染可致发育障碍；妇女则可出现闭经、流产等。②消化道症状：钩虫成虫在造成肠黏膜损伤的过程中，还可引起上腹部不适、隐痛、恶心、呕吐、腹泻或便秘和消化道出血等消化道症状。③异嗜症：少数患者还会出现"异嗜症"，表现为喜食生米、生豆，甚至泥土、碎纸、茶叶、破布、煤渣、瓦片等物。异嗜症的原因至今未明，可能与缺铁有关。

你知道婴幼儿也会患钩虫病吗？

在我国，婴幼儿钩虫病报道并不少见。其传播途径有：将婴幼儿放在有钩蚴的土壤上或尿布晾在被钩蚴污染的地面上、经胎盘感染、经母乳传播等。婴幼儿钩虫病症状严重，病死率为 3.6%～6.0%。所以我们要了解相关知识，加强宣传，防止婴幼儿钩虫病的发生。

4. 标本采集与检查　粪便中查出钩虫卵或孵化出钩虫幼虫为确诊依据。常用的方法有，直接涂片法：简便易行，但轻度感染者易漏诊；饱和盐水浮聚法：检出率明显高于直接涂片法；钩蚴培养法：检出率与饱和盐水浮聚法相似，但需要 5～6 天才能得出结果，适用于无显微镜的偏远地区。

5. 防治原则　类似于蛔虫的防治原则，具体措施如下：

（1）管理粪便：加强粪便管理及无害化处理，减少外环境中的钩虫卵，达到切断传播途径的目的。

（2）查治病人和带虫者：积极治疗患者、控制传染源是预防本病的重要环节。常用的驱虫药物有阿苯达唑和甲苯达唑等。

（3）加强个人防护：加强自我保护意识，不赤手赤脚下地作业，必要时可在皮肤上涂抹 1.5%左旋咪唑硼酸酒精或 15%噻苯咪唑软膏，避免皮肤接触含有丝状蚴的土壤和植物，对预防感染有一定效果。

三、蠕形住肠线虫

蠕形住肠线虫简称蛲虫，成虫寄生于人体小肠末端、盲肠和结肠，引起蛲虫病。蛲虫病呈世界性分布，国内流行也很广泛，感染率儿童高于成人，幼儿园、小学等聚集场所的儿童感染率更高。

1. 形态

（1）成虫：虫体细小，乳白色，呈线头状。雌虫大小为(8～13) mm×(0.3～0.5)mm，尾端尖直；雄虫较小，大小为(2～5)mm×(0.1～0.2) mm，尾端向腹面卷曲，雄虫在交配后即死亡，一般不易见到。

（2）虫卵：虫卵呈不规则椭圆形，两侧不对称，一侧扁平，一侧稍凸，形似柿核，大小为(50～60)μm×(20～30)μm。卵壳较厚，无色透明，刚产出的虫卵内含 1 个蝌蚪期胚，与空气接触后很快发育为幼虫，成为感染期卵。

2. 生活史　成虫寄生于小肠末端、盲肠和结肠等处，以肠内容物、组织、血液为食。雌雄交配后，雄虫很快死亡而被排出体外，雌虫子宫充满虫卵，在肠腔内向下移行。当宿主睡眠时，因肛门括约肌松弛，虫体自肛门爬出，在肛门周围及会阴皮肤皱褶处产卵。产卵后的雌虫大多自然死亡，少数雌虫可返回肠腔，也可误入阴道、子宫、尿道等处异位寄生。虫卵在肛门周围适宜的条件下，约经 6 小时发育为感染期虫卵。

因雌虫在肛周的蠕动刺激，致使肛门周围瘙痒，患儿用手搔痒时，感染期卵便可污染手指，经肛门-手-口的方式形成自然感染；感染期卵还可散落在衣裤、被褥、玩具、食物上，经口感染人体，或者散落在空气中经吸入再咽下的方式感染人体。虫卵在十二指肠内孵出幼虫,沿小肠下行,在小肠末端、盲肠和结肠等处发育为成虫。自食入感染期卵至虫体发育为成虫产卵,需2～4周。雌虫寿命约1个月,一般不超过2个月。由于蛲虫生活史简单,发育方式特殊,感染方式多样,易出现持续的再感染,使病情迁延不愈(图9-3)。

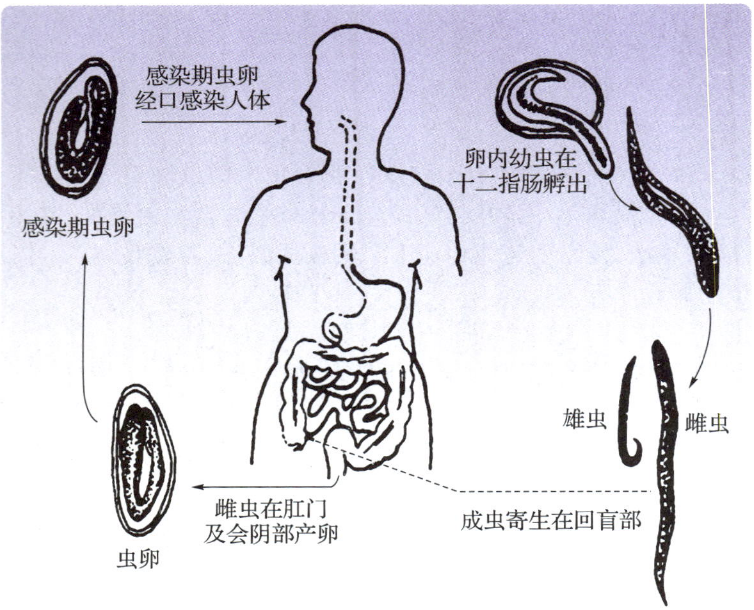

图9-3　蛲虫生活史

3. 致病性　雌虫在宿主睡眠时移行至肛门外产卵,刺激局部皮肤,引起肛门瘙痒,影响睡眠;搔抓后可继发细菌感染,引起局部炎症。患者表现为烦躁不安、失眠、夜惊、食欲减退等症状。雌虫若误入阴道、尿道、子宫等处异位寄生,可引起相应部位的炎症。

4. 标本采集与检查　蛲虫一般不在人体肠道产卵,粪便查虫卵阳性率极低。根据蛲虫产卵的特点,可用透明胶纸法或棉签拭子法于清晨排便或洗澡前在肛周收集虫卵。此外,在肛门周围或粪便中查到成虫也可确诊。

5. 防治原则　根据蛲虫病的流行特点,应采取综合防治措施,以防止相互感染和自身重复感染。加强卫生宣教,讲究个人卫生、家庭卫生和公共卫生,教育儿童养成饭前便后洗手、不吸吮手指头、勤剪指甲等良好卫生习惯;训练幼儿从小穿闭裆裤;要给儿童勤洗澡、勤换内裤;定期清洗消毒玩具。定期对幼儿园、小学等集居地的儿童普查普治,常用驱虫药有阿苯达唑和甲苯咪唑。

想一想

蛲虫病为什么主要在儿童尤其是集体生活的儿童中流行?对蛲虫病是以治疗为主还是以预防更为重要?为什么?

四、其他线虫

其他常见人体寄生线虫的寄生部位、感染阶段、感染途径、致病性、防治原则见表9-1。

表9-1 其他人体寄生线虫

虫 名	寄生部位	感染阶段	感染途径	致病性	标本采集与检查	防治原则
毛首鞭形线虫	盲肠	感染期卵	经口	肠黏膜点状出血、炎症甚至溃疡	粪便直接涂片法或沉淀集卵法查虫卵	与蛔虫相似
旋毛形线虫	成虫寄生于十二指肠和空肠上段，囊包蚴寄生横纹肌	囊包蚴	经口	胃肠道症状、血管炎，严重者可死亡	肌肉标本活检囊包蚴为主	不食未煮熟的肉类、加强肉类检疫、科学养猪、药物治疗

第二节 吸 虫

吸虫属扁形动物门的吸虫纲。成虫多呈叶状或舌状，背腹扁平，雌雄同体；少数如血吸虫呈长圆柱状，且雌雄异体。虫体均有口吸盘和腹吸盘，消化道不完全，有口无肛门。

一、日本血吸虫

日本血吸虫简称血吸虫。成虫寄生于人体及其他哺乳动物的门脉-肠系膜静脉系统，引起血吸虫病。血吸虫病严重危害人类健康，是我国重点防治的寄生虫病之一。

1. 形态

（1）成虫：雌雄异体，虫体呈圆柱状，形似线虫。口、腹吸盘位于虫体前端。雄虫粗短，乳白色，大小(10～20)mm×(0.5～0.55)mm，自腹吸盘以下虫体两侧向腹面卷曲形成抱雌沟，外观呈卷筒状。雌虫细长，圆柱状，灰褐色，大小(12～28)mm×(0.1～0.3)mm。雌虫常居留于抱雌沟内，与雄虫呈合抱状态。

（2）虫卵：椭圆形，淡黄色，大小平均为89 μm×67 μm。卵壳厚薄均匀，无卵盖，卵壳一侧可见一小侧棘，但因卵壳周围常附有许多坏死的宿主组织而不易见到，也可因虫卵所处位置不同而不能见到。卵壳内含一成熟毛蚴。毛蚴与卵壳间常可见到大小不等的油滴状毛蚴分泌物。

2. 生活史 成虫寄生于人或某些哺乳动物的门脉-肠系膜静脉系统，以血液为食。雌雄交配后，雌虫在肠黏膜下层静脉末梢内产卵。一部分虫卵随门静脉血流至肝门静脉并沉积于肝脏；另一部分虫卵在肠壁中发育成熟后，虫卵内毛蚴的腺体分泌物透过卵壳，引起虫卵周围肠壁组织和血管壁发炎坏死，形成溃疡，在血流的压力、肠蠕动和腹内压的作用下，虫卵可随坏死的肠壁组织落入肠腔，随宿主粪便排出体外。成熟虫卵进入水中，在适宜的条件下孵出毛蚴，如遇中间宿主钉螺，钻入螺体，在钉螺体内发育成尾蚴。尾蚴是血吸虫的感染阶段，尾蚴自螺体逸出浮于水面，当遇到人或其他哺乳动物时，则钻入宿主皮肤，脱去尾部发育为童虫。童虫经小血管或小淋巴管随血流进入肺循环，再经体循环到达门静脉初步发育，经过雌、雄合抱，再移行至肠系膜下静脉发育为成虫。自尾蚴侵入人体至成虫产卵约需 24 天，成虫的寿命约 5 年，也可长达数十年(图 9-4)。

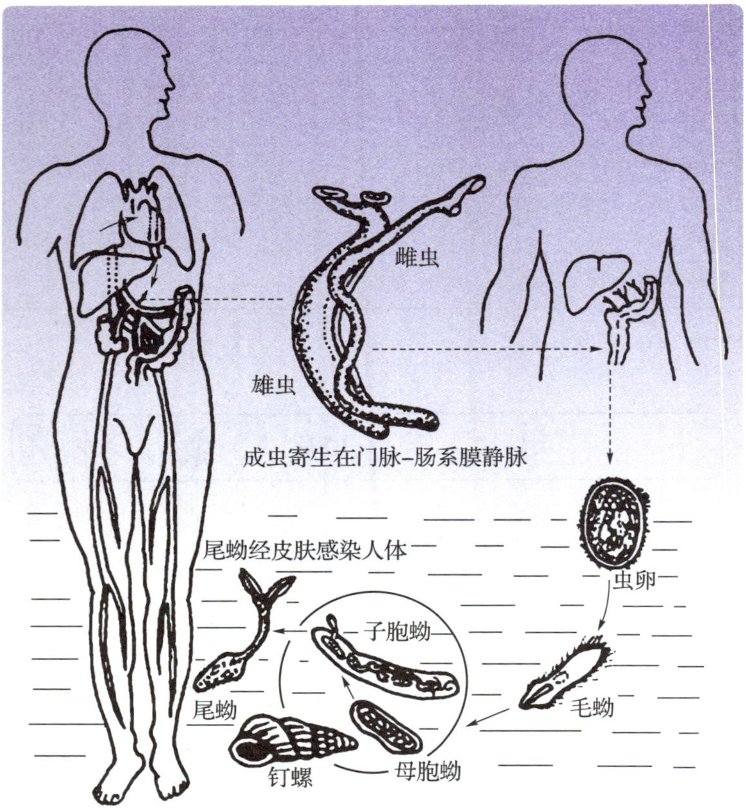

图 9-4　血吸虫生活史

3. 致病性　血吸虫的成虫、尾蚴、童虫和虫卵均可对宿主造成损害，但以虫卵的危害最为严重。

(1) 尾蚴的致病性：尾蚴钻入皮肤，可引起尾蚴性皮炎，局部出现丘疹、瘙痒，与Ⅰ型和Ⅳ型超敏反应有关。

(2) 童虫的致病性：童虫在体内移行时可引起所经脏器的病变，以肺部病变较为明显，可致肺部的炎症和点状出血。患者可出现发热、咳嗽、痰中带血等。

(3) 成虫的致病性：成虫因口、腹吸盘对血管壁的吸附可引起静脉内膜炎。成虫的代谢产物、分泌物、排泄物等在宿主体内可形成免疫复合物，引起免疫复合物型(Ⅲ型)超敏反应。

(4) 虫卵的致病性：沉积于肝和肠壁血管中的虫卵，其毛蚴能分泌可溶性虫卵抗原，透过卵壳微孔释出，进入宿主组织中，使T淋巴细胞致敏；致敏T细胞再次遇到相同抗原刺激后，产生各种淋巴因子，吸引淋巴细胞、巨噬细胞、嗜酸性粒细胞等聚集到虫卵周围，形成虫卵肉芽肿（Ⅳ型超敏反应），又称虫卵结节。早期虫卵肉芽肿常出现中心坏死，形成嗜酸性脓肿。随着卵内毛蚴的死亡和组织修复，坏死组织被吸收，纤维组织增生，逐渐发展为纤维化病变。肝脏严重的纤维化，最终导致门脉高压，引起肝、脾肿大，腹壁、食道及胃底静脉曲张，上消化道出血及腹水等晚期血吸虫病症状。

4. 标本采集与检查　从患者粪便中检查虫卵或孵出毛蚴为确诊依据。粪便直接涂片法适用于严重感染者和急性感染者；毛蚴孵化法检出率高；慢性或晚期血吸虫病患者及粪便检出率低的血吸虫患者，从粪便中查找虫卵相当困难，直肠镜活组织检查有助于发现沉积于肠黏膜内的虫卵。

5. 防治原则

(1) 控制传染源：人畜同步化疗是控制传染源的有效措施。首选药物是吡喹酮。

(2) 切断传播途径：灭螺、加强粪便管理和保证供水安全。

(3) 保护易感者：加强健康教育，改变人们的行为和生产、生活方式，避免接触含有尾蚴的水，可有效预防血吸虫感染；对难以避免者可穿防护衣或涂防护药物。

二、其他吸虫

其他人体常见寄生吸虫比较见表9-2。

表9-2　其他吸虫比较

虫　名	寄生部位	感染阶段	感染途径	致病性	标本采集与检查	防治原则
华支睾吸虫（肝吸虫）	肝胆管	囊蚴	经口	阻塞性黄疸、胆囊炎、胆管炎、肝硬化，甚至诱发胆石症、肝癌	自然沉淀法粪检虫卵	不食生或半生鱼虾，粪水管理，查治患者
卫氏并殖吸虫（肺吸虫）	肺	囊蚴	经口	童虫在人体内移行可引起组织破坏、出血；成虫寄生于肺部，形成虫囊，引起肺吸虫病；童虫异位寄生引起寄生部位相应的病变和症状，如寄生于脑部可有头痛、癫痫、瘫痪等	痰或粪检虫卵	不生食溪蟹、蝲蛄，不饮生水，粪水管理，不随地吐痰，查病治患
布氏姜片吸虫（姜片虫）	小肠	囊蚴	经口	小肠黏膜坏死、脱落，发生炎症、出血，甚至形成溃疡或脓肿	直接涂片法粪检虫卵	不生食水生植物，余类同上

第三节 绦虫

绦虫属扁形动物门的绦虫纲。成虫带状，背腹扁平，左右对称，大多分节，雌雄同体。虫体可分成头节、颈部和链体三部分。链体根据生殖器官发育情况又可分成幼节、成节和孕节。绦虫无口和消化道，营养由体表的皮层与微毛吸收。

一、链状带绦虫

链状带绦虫又称猪带绦虫、猪肉绦虫或有钩绦虫。成虫寄生于人体小肠中，引起猪带绦虫病，幼虫寄生于人体皮下、肌肉或内脏，引起猪囊尾蚴病。

1. 形态

(1) 成虫：虫体扁平、带状，乳白色，长 2～4 m。虫体由 700～1 000 个节片组成，包括头节、颈部和链体三部分。

①头节：近似球形，直径 0.6～1 mm。头节上有 4 个吸盘，顶端还有能伸缩的顶突，其上有 25～50 个小钩，排列成内外两圈。吸盘和小钩是附着器官。

②颈部：位于头节之后，细长，长 5～10 mm，直径约为头节一半，有生发功能。

③链体：由颈部生发出，根据节片生殖器官的发育程度依次分为幼节、成节和孕节。其中幼节近颈部，外形短而宽，内部生殖器官尚未发育成熟；成节位于中段，近方形，节片内有发育成熟的雌、雄生殖器官各一套；末端的孕节最大，长度大于宽度，节片中仅见充满虫卵的子宫，子宫分主干和侧枝，每侧 7～13 枝。孕节可从链体上数节一起脱落。

(2) 虫卵：球形，直径 31～43 μm，卵壳薄，虫卵自孕节排出时，卵壳多数已脱落。卵壳内为胚膜，较厚，棕黄色，其上有放射状条纹，胚膜内含一球形六钩蚴。

(3) 囊尾蚴：寄生于人或猪的组织内。为卵圆形、白色半透明的囊状体，大小为(8～10)mm×5 mm，囊内充满透明液体，其内可见向内凹陷的头节，其形态结构与成虫头节相同。

2. 生活史　成虫寄生于人体的小肠上段，以头节(吸盘和小钩)附着于肠黏膜，以肠腔中的营养物质为食。人是该虫唯一的终宿主，亦可成为其中间宿主；猪是主要的中间宿主。成虫孕节常多节相连地从链体上脱落，脱落的孕节及其散出的虫卵随粪便排出体外。当孕节或虫卵被中间宿主猪吞食后，虫卵在其小肠消化液作用下孵出六钩蚴，六钩蚴钻入肠壁血管或淋巴管，随血循环、淋巴循环到达猪体各处组织，约经 10 周发育为囊尾蚴。囊尾蚴是猪带绦虫的感染阶段，多寄生于运动较多的肌肉中，含囊尾蚴的猪肉俗称“米猪肉”或“豆猪肉”。当人误食含活囊尾蚴的猪肉后，在胆汁等消化液的作用下，囊尾蚴头节在小肠翻出，以其吸盘和小钩附着于小肠壁，经 2～3 个月发育为成虫。成虫寿命可达 25 年以上。

当人误食虫卵或孕节后，也可在人体发育为囊尾蚴。囊尾蚴多寄生于人体的皮下、肌肉、脑、眼、心、肝、肺等处，但不能继续发育为成虫，此过程虫卵为感染阶段，人成为中间宿主(图 9－5)。

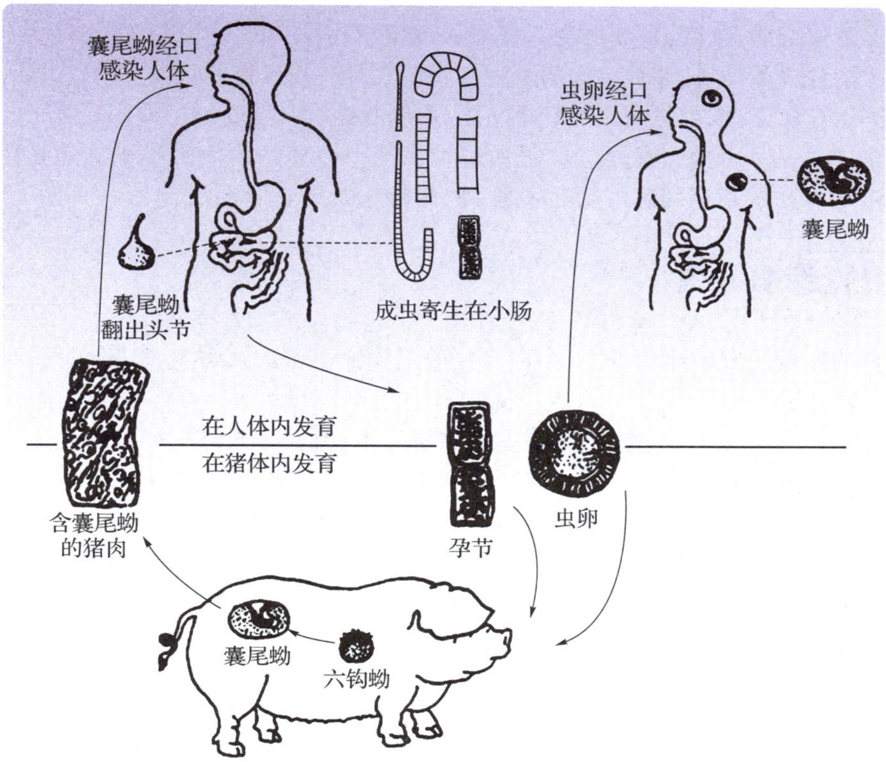

图 9－5　链状带绦虫生活史

3. 致病性

（1）成虫的致病性：寄生于人体的成虫一般仅为 1 条，也可多至 2～3 条，国内报道感染最多的一例为 19 条。成虫所致的猪带绦虫病，一般无明显临床症状，少数患者可有上腹不适、腹痛、消化不良、腹泻、消瘦等症状，偶尔可因头节固定于肠壁而致局部损伤、肠穿孔、肠梗阻。

（2）囊尾蚴的致病性：猪囊尾蚴对人体的危害远较成虫为大。囊尾蚴寄生人体引起囊尾蚴病，俗称囊虫病，其危害程度因囊尾蚴的数量和寄生部位不同而异。皮下及肌肉囊虫病，可形成皮下结节、肌肉酸痛；脑囊虫病，可出现头痛、眩晕、癫痫等症状；眼囊虫病，可引起视力下降或失明。

4. 标本采集与检查　询问病史，了解患者是否有生食猪肉或食未煮熟猪肉的生活经历或排孕节史，对发现病人有一定意义。对可疑患者可采用粪便直接涂片法、饱和盐水漂浮法检查粪便中的虫卵和孕节，但检出率低。加用肛门拭子法可提高虫卵检出率。必要时可试验性驱虫。囊尾蚴诊断一般比较困难，询问病史有一定意义。皮下或浅表部位的囊尾蚴结节可用手术摘除活检。眼部的囊尾蚴可用检眼镜检查。脑部和深部组织的囊尾蚴可用 CT 或 MRI 等影像设备来检查。免疫学试验具有辅助诊断价值。

5. 防治原则

（1）加强卫生宣教：注意个人卫生和饮食卫生，不食生的或未煮熟的猪肉；切生肉和熟食的刀和砧板要分开；饭前便后要洗手。

(2) 管好厕所、猪圈：发动群众管好厕所，建圈养猪，控制人畜相互感染。

(3) 加强肉类检查：加强猪肉的卫生检查，严禁出售"米猪肉"。

(4) 治疗病人：成虫驱虫药物有吡喹酮、甲苯咪唑、丙硫咪唑、槟榔和南瓜子。囊尾蚴病常用的方法是手术摘除囊尾蚴。眼囊尾蚴病唯一合理的治疗是手术摘除囊尾蚴。特殊部位或较深处的囊尾蚴病可用吡喹酮、甲苯咪唑、阿苯达唑治疗。

二、肥胖带吻绦虫

肥胖带吻绦虫又称牛带绦虫、牛肉绦虫或无钩绦虫。成虫寄生于人体小肠引起牛带绦虫病。

牛带绦虫的形态、生活史、致病性等与猪带绦虫相似，牛带绦虫卵与猪带绦虫卵不易区别，统称为带绦虫卵。牛带绦虫生活史中，牛是唯一中间宿主，人为终宿主。寄生在牛肉内的牛囊尾蚴为其感染阶段，牛带绦虫卵不感染人体，人不患牛囊虫病。

猪带绦虫与牛带绦虫的区别见表 9－3。

表 9－3　猪带绦虫与牛带绦虫的主要区别

区别点		猪带绦虫	牛带绦虫
形　态	体长(m)	2～4	4～8
	节片数	700～1 000	1 000～2 000
	头节	球形，直径约 1 mm，具有顶突及小钩	方形，直径 1.5～2.0 mm，无顶突和小钩
	孕节	子宫分枝不整齐，每侧分枝数为7～13 枝，略透明	子宫分枝整齐，每侧分枝数为 15～30 枝，不透明
生活史	感染阶段	猪囊尾蚴、猪带绦虫卵	牛囊尾蚴
	中间宿主	猪、人	牛
	孕节脱落情况	数节连在一起脱落，被动排出	单节脱落，常主动爬出肛门
致病性	幼虫	猪囊虫病	不寄生于人体
	成虫	猪带绦虫病	牛带绦虫病

第四节　医学原虫

原虫属于原生动物门，是单细胞低等动物，虫体微小，结构简单，须借助光学显微镜才能看见。

一、阴道毛滴虫

阴道毛滴虫简称阴道滴虫，是寄生于人体阴道和泌尿道的鞭毛虫，由其引起的滴虫性阴道炎和尿道炎，是一种以性传播为主的传染病。

1. 形态　仅有滋养体一种形态。活体虫体似水滴，无色透明，有折光性，体态多变，活动力强。滋养体呈梨形，大小为(10～30)μm×(5～15)μm。胞核位于虫体前端1/3处，为椭圆形，其上缘有5颗排列成杯状的基体，由此发出4根前鞭毛和1根后鞭毛，后鞭毛向后伸展与波动膜外缘相连，波动膜位于虫体前半部的一侧。虫体借助鞭毛的摆动和波动膜的波动作旋转式前进。轴柱纤细透明，纵贯虫体并自后端伸出体外(图9-6)。

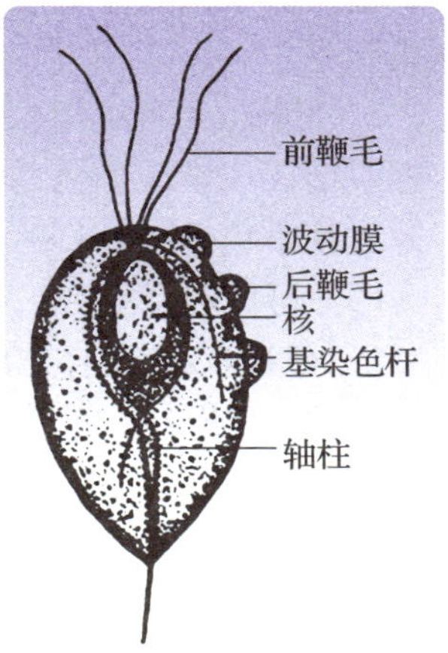

图 9-6　阴道毛滴虫

2. 生活史　阴道毛滴虫生活史简单，仅有滋养体期，无包囊期，以二分裂法繁殖。滋养体为本虫的感染阶段，在外界抵抗力较强，在潮湿的毛巾、衣裤中可存活23小时，40℃水中能存活102小时，普通肥皂水中可存活45～150分钟。通过直接接触或间接接触方式进行传播。滋养体寄生于女性阴道内，多见于后穹隆处，也可在尿道内寄生；男性感染除寄生于尿道、前列腺外，也可在睾丸、附睾等处寄生。

3. 致病性　本虫主要引起女性阴道炎。正常情况下，健康女性的阴道内存在大量乳酸杆菌，能分解阴道上皮细胞内糖原产生乳酸，使阴道的pH保持在3.8～4.4，呈酸性，可抑制细菌及其他病原生物的生长繁殖，称为阴道的自净作用。当滴虫寄生阴道时，消耗阴道上皮细胞内糖原，妨碍乳酸杆菌的酵解作用，降低了乳酸浓度，使阴道的pH变为中性或碱性，破坏了阴道的自净作用，促使滴虫大量繁殖及细菌繁殖，引起阴道炎症。在妊娠、月经后或伴有妇科病时，阴道pH接近中性，有利于滴虫和细菌生长。

滴虫性阴道炎的常见症状为外阴瘙痒、白带增多、呈黄色泡沫状，伴有特殊气味。泌尿道如有感染，可出现尿急、尿频、尿痛等症状，严重时外阴部有灼热刺痛感。男性感染可致慢性前列腺炎。

4. 标本采集与检查　取阴道后穹隆分泌物、尿液沉淀物、前列腺液，用生理盐水直接涂片或涂片染色镜检。查见滋养体即可确诊。

5. 防治原则　治疗病人和带虫者以减少或控制传染源。夫妻或性伴侣即使一方感染，双方都要同时治疗。首选治疗药物是甲硝唑(灭滴灵)，局部治疗可用滴维净或1∶5 000高锰酸钾溶液冲洗。加强卫生宣教，注意个人卫生，尤其经期卫生。不使用公用游泳衣裤和浴具，提倡淋浴，慎用公用马桶。

二、疟原虫

疟原虫是疟疾的病原体，由按蚊传播。寄生于人体的疟原虫有 4 种，即间日疟原虫、恶性疟原虫、三日疟原虫和卵形疟原虫。本虫在世界上分布广泛，尤其是热带、亚热带和温带地区。我国分布最广的是间日疟原虫，其次是恶性疟原虫，三日疟原虫少见，卵形疟原虫罕见。

1. 形态　4 种疟原虫在红细胞内的各期形态不尽相同，是诊断、鉴别各种疟原虫的依据。瑞氏或姬氏染色后，疟原虫的细胞质呈蓝色，细胞核呈红色，疟色素呈棕黄色。现将薄血片染色后的间日疟原虫和恶性疟原虫的各期形态介绍如下：

(1) 间日疟原虫

1) 滋养体：按发育先后，滋养体有早、晚期之分。①早期滋养体：细胞核小，位于虫体的一侧，细胞质少，中间有空泡，虫体多呈环状，故又称环状体。由于虫体较小，也称小滋养体。②晚期滋养体：细胞核增大，细胞质增多，有时伸出伪足，胞质中开始出现疟色素，此期虫体形态不规则，故称为阿米巴样滋养体或大滋养体。被寄生的宿主红细胞胀大、颜色变淡、出现薛氏小点。

2) 裂殖体：①未成熟裂殖体：晚期滋养体继续发育，虫体增大，伪足、空泡消失，虫体变圆，细胞核分裂成 2～10 个，但细胞质尚未分裂。疟色素增多并开始集中。②成熟裂殖体：细胞核分裂成 12～24 个，细胞质也随之分裂，并包绕每个核形成相应数目的裂殖子，同时疟色素集中成块，此期红细胞明显胀大，颜色变淡，可见薛氏小点。

3) 配子体：疟原虫经过数次裂体增殖后，部分裂殖子侵入红细胞中发育长大，核增大而不再分裂，胞质增多而无伪足，最后发育为雌、雄配子体：①雌(大)配子体：虫体较大，圆形或卵圆形，胞质致密，疟色素多而粗大，胞核小而致密，常位于虫体一侧；②雄(小)配子体：虫体较小，圆形，胞质疏松，疟色素少而细小，胞核大而疏松，多位于虫体中央。

(2) 恶性疟原虫：恶性疟原虫在外周血液中一般只能检测到环状体和配子体阶段，因此，其他发育阶段在此不作描述。

1) 环状体：与间日疟原虫环状体相似，不同之处是：环细小，约为红细胞直径的 1/5；核 1～2 个；红细胞内可寄生 2 个以上原虫；虫体常位于红细胞边缘。

2) 配子体：①雌配子体：新月形，两端稍尖，胞质致密；核致密，位于虫体中央；疟色素黑褐色，分布于核周围。②雄配子体：肾形，两端钝圆，胞质疏松；核疏松，位于虫体中央；疟色素分布核周。

2. 生活史　疟原虫的生活史包括在人体内发育和雌性按蚊体内发育。在人体进行无性裂体增殖并开始配子生殖，在蚊体内完成配子生殖并进行孢子增殖。4 种疟原虫的生活史基本相同，以间日疟原虫为例简述如下(图 9－7)：

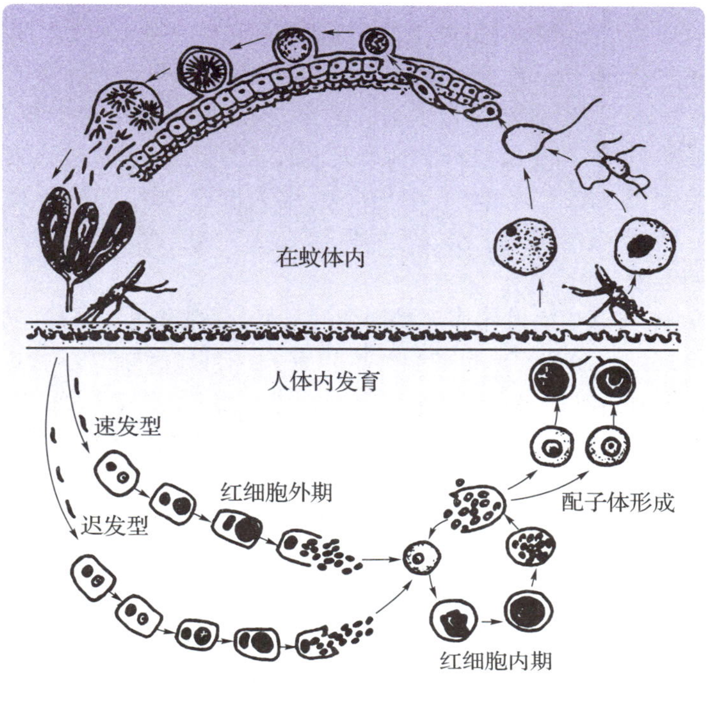

图 9-7　间日疟原虫生活史

(1) 在人体内发育：疟原虫在人体内先后寄生在肝细胞(红细胞外期)和红细胞(红细胞内期)内发育增殖。

1) 红细胞外期(简称红外期)：当唾液腺中含有感染性子孢子的雌性按蚊刺吸人血时，子孢子随蚊的唾液进入人体血液内，约 30 分钟侵入肝细胞，进行无性裂体增殖，形成红外期裂殖体。红外期裂殖体成熟后，胀破肝细胞释放出数以万计的裂殖子。一部分裂殖子被吞噬细胞吞噬，其余部分侵入红细胞，开始红内期的发育。目前认为间日疟原虫和卵形疟原虫的子孢子在遗传学上具有两个不同的类型，即速发型子孢子和迟发型子孢子。在肝细胞内速发型子孢子先完成红外期裂体增殖；而迟发型子孢子则经过一段或长或短的休眠期后，才能完成红外期的裂体增殖。休眠期的子孢子称之为休眠子，是疟疾复发的根源。

2) 红细胞内期：红外期裂殖子侵入红细胞，经早期滋养体、晚期滋养体、未成熟裂殖体的发育，最后形成内含一定数量裂殖子的成熟裂殖体。红细胞破裂后，裂殖子释出，一部分被吞噬细胞吞噬，一部分侵入正常红细胞重复裂体增殖过程。疟原虫经几代红内期裂体增殖后，部分裂殖子侵入红细胞不再裂体增殖，而是分别发育成雌、雄配子体。

间日疟原虫完成红外期发育约需 8 天，完成一代红内期裂体增殖约需 48 小时(恶性疟原虫需 36～48 小时，三日疟原虫约需 72 小时)。

(2) 在按蚊体内的发育：疟原虫在蚊体内的发育包括在蚊胃内的配子生殖和在蚊胃壁进行的孢子增殖两个阶段。

当雌性按蚊刺吸疟疾病人或带虫者血液时，疟原虫被吸入蚊胃，只有雌、雄配子体继续发育分别形成雌、雄配子，其余各期原虫均被消化。雌、雄配子结合形成合子，合子变长能动成为动合子，动合子穿过胃壁上皮细胞或其间隙，在蚊胃基底膜下形成囊合子。虫体在囊内迅速进行孢子增殖，形成数以万计的子孢子。子孢子呈梭形，当囊合子成熟后，子孢子从囊壁微孔逸出或随囊合子破裂散出，经蚊血淋巴集中于蚊的唾液腺。子孢子是疟原虫的感染阶段，当受染蚊再次刺吸人血时，子孢子随唾液进入人体，开始在人体内发育。我国疟原虫主要传播蚊种有中华按蚊、嗜人按蚊、微小按蚊和大劣按蚊等。

3. 致病性　疟原虫的子孢子侵入人体后，经过红外期发育和红内期裂体增殖的一段潜伏期后即可引起发病。

(1) 疟疾发作：典型疟疾发作表现为周期性寒战、高热和出汗退热三个连续阶段。发作的原因主要与红细胞内期疟原虫的裂体增殖有关。当被疟原虫寄生的红细胞破裂后，裂殖子、疟原虫的代谢产物及红细胞碎片等一并进入血流，其中相当一部分被中性粒细胞及巨噬细胞吞噬，刺激这些细胞产生内源性热原质，作用于下丘脑的体温调节中枢引起发热。疟疾发作的周期与疟原虫在红内期裂体增殖的周期是一致的，即间日疟为隔日发作一次，三日疟为隔两日发作一次，恶性疟原虫的发作周期多与间日疟原虫相同，但因恶性疟原虫晚期滋养体聚集在毛细血管及成熟裂殖体胀破红细胞时，均能刺激机体引起发作，故表现为天天发作或不规则发作。若同种疟原虫先后感染同一机体，或不同种疟原虫混合感染，可使发作的周期不明显。

(2) 再燃：疟疾的再燃是指患者治疗不彻底或未经治疗，但由于机体的免疫力增强，使疟疾发作自动停止，经过一段时间后，残存在红细胞内的疟原虫因抗原发生变异或机体免疫力下降，又重新大量增殖，再次引起疟疾发作。

(3) 复发：疟疾的复发是指患者经治疗后，血内疟原虫已被消灭，在无重新感染的情况下，由于肝细胞中迟发型子孢子经过一段休眠期后，开始裂体增殖，裂殖子再次侵入红细胞内进行裂体增殖，所引起的疟疾发作。恶性疟原虫和三日疟原虫无迟发型子孢子，故无复发。

(4) 贫血与脾肿大：疟疾反复发作后，可引起贫血及脾肿大。贫血是疟疾患者常见的症状，而脾肿大是疟疾患者的主要体征。

(5) 凶险型疟疾：恶性疟患者可能出现一些凶险型症状，以脑型多见。临床表现为持续性高热、剧烈的头痛、抽搐、昏迷、肾功能衰竭、严重贫血、剧烈腹泻等，其特点是病情凶险、发病急骤、死亡率高。国内也有间日疟原虫引起脑型疟的报道。

4. 标本采集与检查　在患者外周血液中查到疟原虫即可确诊。

(1) 采血时间：间日疟应在发作后数小时采血，此时小滋养体已发育为大滋养体，较易鉴别；而恶性疟则应在发作开始时采血为宜。

(2) 检查方法：常采用厚、薄血膜联合检查法，即在同一张载玻片上先作薄血膜涂片，再作厚血膜涂片，经瑞氏或吉氏染色后镜检。薄血膜上红细胞及疟原虫形态清晰、典型，但虫数较少，易发生漏检；厚血膜法取血量较多，涂布范围小，原虫集中，故检出率高。但由于血膜中红细胞被溶解，疟原虫常皱缩变形，形态不典型，判断鉴别较困难。

5. 防治原则　采取普查普治、防蚊灭蚊与预防服药三结合的防治措施。

(1) 控制和消灭传染源：积极治疗现症病人和抗复发治疗是控制与消灭疟疾的重要手段。目前常用于杀灭红细胞内期裂殖体的药物有氯喹、奎宁和咯萘啶等；杀灭配子体和红细胞外期疟原虫的药物有伯氨喹啉，现常将氯喹与伯氨喹啉联合应用，以达到抗复发和根治的目的。

（2）切断传播途径：要有效控制和消灭传疟按蚊。清除孳生地、消灭按蚊幼虫。经常应用药物喷洒人房、畜舍进行药物灭蚊。疟原虫的带虫者不得供血。

（3）保护易感：加强健康教育，改善居住条件，安装纱门纱窗，睡觉要挂蚊帐，不露宿，防止蚊虫叮咬。必要时应进行集体预防服药（常用乙胺嘧啶）。

第五节　医学节肢动物

一、概述

（一）医学节肢动物的概念和分类

医学节肢动物是指能通过骚扰、刺螫、吸血、寄生和传播病原生物等方式危害人类健康的节肢动物。由于昆虫纲中的动物在医学节肢动物中占绝大多数，故医学节肢动物通常又称医学昆虫。

医学节肢动物的主要特征有：虫体左右对称而分节；体表由坚硬的外骨骼组成；循环系统为开放式；发育过程有蜕皮和变态现象等。

与医学有关的节肢动物主要有昆虫纲、蛛形纲、唇足纲、甲壳纲和倍足纲 5 个纲，其中昆虫纲和蛛形纲与人类疾病关系最为密切。

（二）医学节肢动物对人体的危害

1. 直接危害

（1）骚扰和吸血：有些节肢动物频繁飞动骚扰或叮刺吸血，影响宿主的工作和休息，如蚊、蝇、虱、蚤、臭虫、蜱、螨等。

（2）寄生：某些节肢动物的幼虫或成虫寄生于人体引起疾病，如蝇类幼虫寄生于肠道、尿道、创口引起蝇蛆病；疥螨寄生于皮内引起疥疮等。

（3）刺螫和毒害：某些节肢动物有毒腺、毒毛或具有毒的体液，螫刺时分泌毒液注入人体，使局部红肿、剧痛甚至引起全身症状，如蜈蚣、毒蜂、松毛虫的毒液及毒毛引起皮炎等。

（4）超敏反应：节肢动物的分泌物、代谢产物和皮壳等是过敏原，可引起超敏反应，如尘螨引起的哮喘、鼻炎等。

2. 间接危害　医学节肢动物可携带病原体传播疾病，间接危害人体健康。其传播方式有：

（1）机械性传播：病原体在医学节肢动物体表或体内，不经过发育或繁殖即能传给人体，节肢动物起着机械性携带和传递病原体的作用。如蝇携带病原体传播肠道传染病。

（2）生物性传播：病原体在节肢动物体内，经过生长、发育和繁殖后才传播给人，如蚊虫传播丝虫病、疟疾等。

（三）医学节肢动物的防制原则

医学节肢动物的防制应从媒介、生态环境和社会条件的整体观出发，采取综合治理的方法，降低媒介昆虫的种群数量或缩短其寿命，将其控制在不足以传播疾病的程度。医学节肢动物的防制方法包括环境防制、化学防制、生物防制、物理防制、遗传防制和法规防制等。在贯彻实施综合性的防制措施中，各级防制机构要广泛发动群众，从当地实际出发，结合生产劳动，开展爱国卫生运动，加强检疫等，才能真正达到有效防制医学节肢动物的目的。

二、常见的医学节肢动物

（一）蚊

蚊的种类多，分布广，通过叮人吸血传播多种疾病。危害人类健康的蚊种主要是按蚊属、库蚊属和伊蚊属。

1. 形态　蚊是小型昆虫，成蚊呈灰褐色、棕褐色或黑色，分头、胸、腹三部分：①头部：略呈球形，有复眼、触角及触须各 1 对。其前下方有 1 支向前伸出的细长针状的刺吸式口器，称为喙。雌蚊可借喙刺吸人或动物的血液，雄蚊因口器退化不吸血。②胸部：分前、中、后胸 3 节，具足 3 对、翅 1 对。③腹部：呈圆筒形，细长，分 11 节，最后 3 节形成外生殖器。

2. 生活史及生态　蚊的发育为全变态，生活史包括卵、幼虫、蛹、成虫 4 个时期。雄蚊以植物汁液为食，于交配后死去，雌蚊吸食人或动物血后，卵才能发育成熟并在适宜水体产卵。蚊完成一个世代需 9～15 天，一年可繁殖 7～8 代，雄蚊寿命 1～3 周，雌蚊寿命 1～2 个月，越冬成蚊寿命可达数月。

3. 与疾病的关系　蚊对人类的危害以间接危害为主。其传播的疾病有：疟疾、马来丝虫病、班氏丝虫病、登革热和乙型脑炎。

（二）蝇

1. 形态　成蝇体型大小差别较大，呈黑色，黄褐、暗褐色，有些带绿色、蓝色等金属光泽。蝇全身被有鬃毛，分头、胸、腹 3 部分：①头部：呈半球形，具复眼、触角各 1 对，头顶中央有单眼 3 个。口器多为舐吸式，吸血蝇类的口器为刺吸式。②胸部：分前、中、后胸 3 节。前后胸退化，中胸发达，具翅 1 对，足 3 对，足跗节末端各有 1 对爪及肉质爪垫，其上密布黏毛，并分泌黏液，可黏附大量病毒、细菌、寄生虫卵等病原体。③腹部：圆筒形，分 10 节，一般可见 5 节，其余变为外生殖器。

2. 生活史及生态　蝇的发育为全变态，除少数蝇类（如麻蝇）直接产幼虫外，绝大多数生活史分为卵、幼虫、蛹和成虫 4 期。成蝇羽化后 1～2 天交配，数日后雌蝇产卵，每次可产卵 75～150 枚。蝇完成一个世代需 20～30 天，每年繁殖 7～8 代，南方可达 10 代以上。成蝇寿命 1～2 个月。

3. 与疾病的关系　成蝇除骚扰吸血外，更重要的是传播多种疾病和引起蝇蛆病：①传播疾病：以机械性传播为主，常见传播疾病有痢疾、伤寒、霍乱、脊髓灰质炎、蠕虫病、阿米巴痢疾、结核病、沙眼及结膜炎等；②蝇蛆病：某些蝇类幼虫可引起眼、皮肤、口腔、耳、鼻、咽、胃肠道、泌尿生殖道以及创伤等部位的蝇蛆病。

（三）蚤

蚤俗称跳蚤，常寄生于哺乳动物及鸟类体外，通过叮刺、吸血方式传播某些人畜共患病，以传播鼠疫等烈性传染病危害最为严重。

1. 形态　蚤体小，侧扁，呈棕黄色或深褐色，体表有鬃、刺、栉。虫体分头、胸、腹3部分，无翅，具刺吸式口器，足3对，长而粗壮，善跳跃。

2. 生活史与生态　蚤生活史为全变态，包括卵、幼虫、蛹和成虫4期。卵多产于宿主身体上，在温湿度适宜情况下，5～7天可孵出幼虫。蛹一般在1～2周发育为成虫，如受环境振动或气温升高的影响，成虫便破茧而出。成虫羽化之后即可交配，开始吸血，并在1～2天后产卵，雌蚤一生可产卵数百个。

3. 与疾病的关系　除寄生、吸血、骚扰宿主外，对人体的主要危害是通过生物性传播方式传播鼠疫、地方性斑疹伤寒、微小膜壳绦虫等疾病。

（四）虱

寄生于人体的虱有人虱和耻阴虱，人虱又分人头虱和人体虱。

1. 形态　成虫背腹扁平，体狭长，灰黑或灰白色，分头、胸、腹3部分，具刺吸式口器，无翅，足3对，足的胫突与爪配合形成的抓握器，能紧握人毛发与衣物纤维。

2. 生活史与生态　虱的发育为不完全变态，生活史分卵、若虫、成虫3期。雌雄虫交配后产卵并黏附于毛发、体毛或衣物纤维上，孵出若虫，经蜕皮发育为成虫。由卵发育为成虫需18～25天，成虫寿命1个月。人头虱寄生于头发上，产卵于发根，以耳后为多。体虱主要生活在贴身的内衣裤上，多见于衣缝、衣领、皱褶和裤腰等处，产卵于衣裤织物纤维上。耻阴虱主要寄生于阴部和肛门的阴毛上，产卵于毛根部。

3. 与疾病的关系　虱叮咬机体后，局部皮肤可出现瘙痒和丘疹，搔破后可继发细菌感染。其传播的疾病有流行性斑疹伤寒、战壕热和流行性回归热。

（五）螨

与人类致病有关的螨主要是疥螨和蠕形螨。

1. 疥螨　疥螨寄生于人和哺乳动物的皮肤表层内，可引起疥疮。寄生于人体的疥螨称为人疥螨。

成虫呈卵圆形，背面隆起，浅黄或乳白色。虫体长0.2～0.5 mm，由颚体和躯体组成。颚体短小，位于前端，有钳状螯肢。腹面有足4对，均粗短。疥螨的发育过程为不完全变态，生活史分为卵、幼虫、前若虫、后若虫和成虫5个阶段。卵在宿主皮肤隧道内经3～7天孵化为幼虫，幼虫蜕皮经前若虫、后若虫发育为成虫。生活史一般需10～14天。

疥螨寄生于人体皮肤薄嫩处，常见于手指间、肘窝、腋窝、腹股沟、外生殖器、股内侧、女性乳房下等处，儿童全身均可被侵犯。虫体在皮下开凿一条与体表平行的隧道，以角质组织和淋巴液为食(图 9－8)。

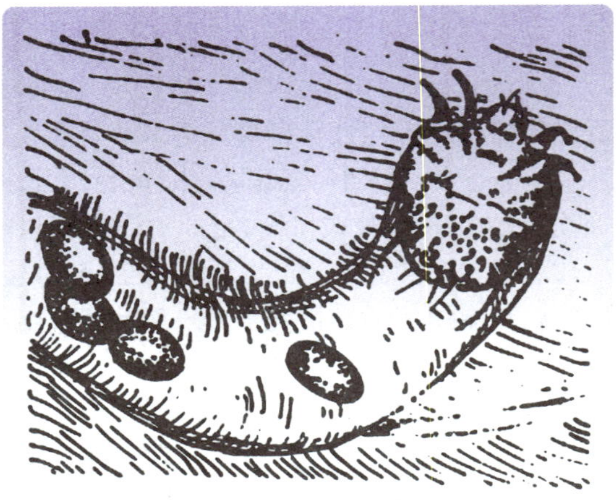

图 9－8　疥螨在皮肤隧道中

人疥螨引起的皮肤病称为疥疮。人疥螨对人体的致病作用主要是挖掘隧道对角皮层的机械性刺激和局部损伤，以及其分泌物、排泄物及死亡虫体裂解物引起的超敏反应。主要表现为皮肤炎症、剧痒及继发性细菌感染。从病变处发现隧道、检出疥螨即可确诊。

疥螨多为直接接触传播，如与患者握手、同床睡眠等；也可通过衣物、被褥、手套等间接传播。预防感染的主要措施是加强卫生宣传教育，注意个人卫生，避免接触。发现患者及时治疗。病人被褥应煮沸或蒸气消毒处理。

治疗疥疮主要是杀虫止痒，治疗并发症。外用药物有 10％的硫黄软膏、10％苯甲酸苄酯搽剂、10％优力肤霜剂等和口服伊维菌素，疗效均较好。

2. 蠕形螨　蠕形螨俗称毛囊虫，寄生于人和哺乳动物的毛囊和皮脂腺内，是一种永久性寄生螨。寄生于人体的蠕形螨有毛囊蠕形螨和皮脂蠕形螨两种。

寄生于人体的两种蠕形螨形态基本相似，虫体细长呈蠕虫状，乳白色，半透明，环纹明显。颚体位于虫体前端，躯体分足体和末体两部分。颚体具刺吸式口器，足体腹面有足 4 对，末体细长，体表有明显环状横纹，末端尖细(图 9－9)。

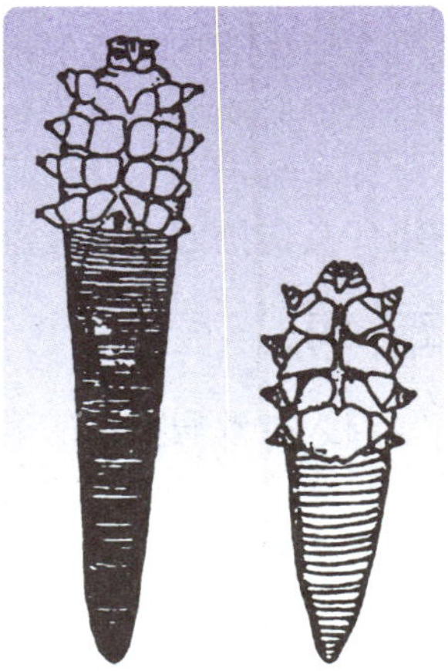

毛囊蠕形螨　皮脂蠕形螨

图 9－9　蠕形螨

两种蠕形螨生活史相似，均为不完全变态，分为卵、幼虫、前若虫、若虫和成虫 5 个阶段。该虫经接触方式侵入人体毛囊或皮脂腺寄生，以上皮细胞、腺细胞和腺分泌物为食。蠕形螨由卵发育为成虫需 14 天左右，雌螨寿命 2 个月左右。

蠕形螨为条件致病螨。绝大多数感染者为无症状带虫者。其危害程度取决于人体易感性和感染度。患者临床表现为鼻尖、鼻翼两侧、颊、须眉间等处血管扩张，局部充血，继发红斑湿疹或针尖大小红色痤疮。也可出现小脓疮、结痂及脱屑，皮肤有痒感及烧灼感。在毛囊炎、脂溢性皮炎、痤疮、酒渣鼻、眼睑缘炎和外耳道瘙痒症等疾病中，蠕形螨的寄生是病因或病因之一。

诊断可用透明胶纸粘贴法或挤刮涂片法取标本，镜下直接检查病原体。

预防感染，应注意个人卫生，避免多人共用毛巾、脸盆、衣被等生活用品。毛巾脸盆要经常烫洗。治疗常用药物有口服灭滴灵，局部外用 10％硫黄软膏、20％苯甲酸苄脂乳剂、二氯苯醚酯霜剂等，均有一定疗效。

（高　义）

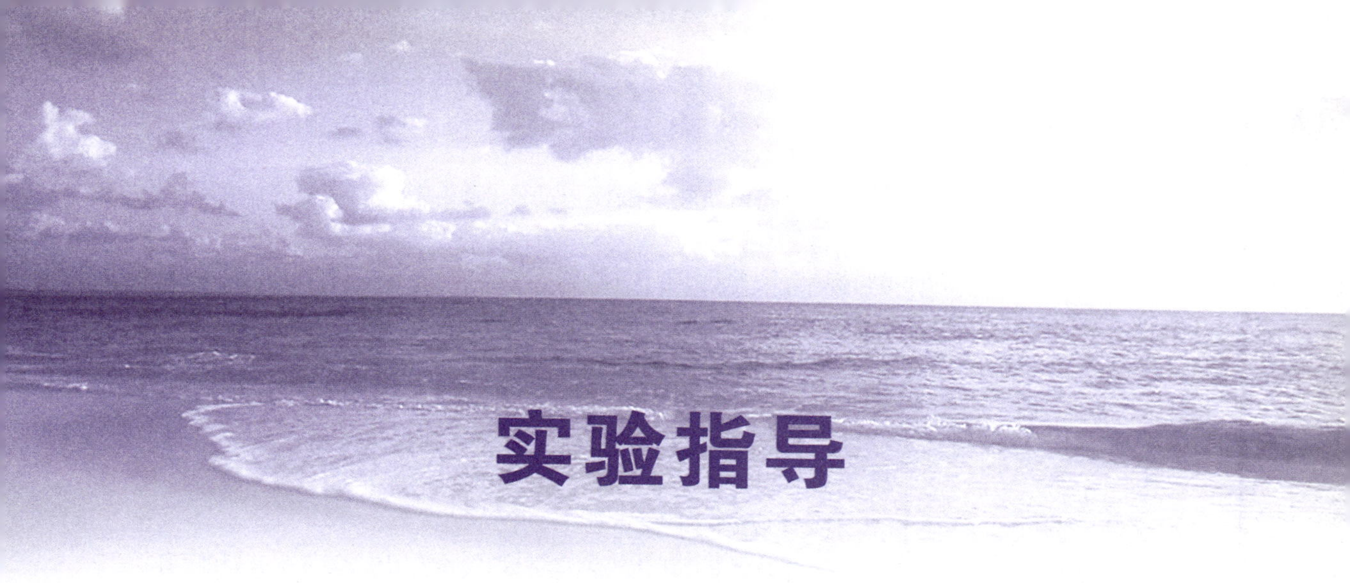

实验指导

实验目的及实验室规则

一、实验目的

病原生物与免疫学基础实验是本课程的重要组成部分，通过实验达到验证理论的讲述，加深学生对基本理论知识的理解；通过实验操作，学会有关微生物、寄生虫及相关免疫学的检测技术，掌握常用的消毒、灭菌方法及无菌技术，建立无菌观念；通过正确地观察和分析实验结果，培养学生实事求是的科学态度、严肃认真的工作作风及分析和解决问题的能力。

实验的形式分教师示教和学生操作两种。前者主要是验证理论，后者可从不同角度让学生进行基本技术训练和反复练习，达到掌握有关基本技能。

为了完成实验要求，学生必须做到：①实验前应预习，明确实验目的，熟悉实验内容及操作要点，防止或减少错误发生；②实验过程中，应按实验指导的要求规范操作，并加强无菌观念的培养及无菌操作的训练；③实验过程中，应坚持实事求是的科学态度，真实记录实验结果，认真分析，并得出正确结论，如实验结果与理论不符，应探究原因；④实验完成后应及时书写实验报告。

二、实验室规则

病原生物及免疫学基础实验对象大多数是病原微生物，因此，应严格遵守实验室规则，按无菌操作的要求进行操作，以防止实验中自身感染和环境污染。

1. 进入实验室要穿工作服，离开实验室前脱下工作服并反折放好，工作服应经常清洗并保持清洁。

2. 非实验必备的物品，严禁带入实验室。带进实验室内必备的教材、用具等物品要远离操作部位。

3. 实验室内严禁吃零食、吸烟或舔咬手指和笔等。

4. 实验室内应保持肃静，严禁高声谈笑或随便走动，以便集中精力完成实验操作，防止发生意外或影响他人实验。

5. 对具有传染性的实验标本、培养物、带菌材料、实验动物及器具等，均需按要求处理，不得随便乱放或用自来水冲洗。实验室内所有物品不得携出室外。

6. 实验操作时，不慎将有菌材料污染台面和衣物、划破皮肤以及吸入菌液等应立即报告指导老师，不得擅自处理。

7. 爱护公物，节约实验器材，如损坏实验器材，应及时向老师报告并进行登记。

8. 实验结束时，应整理好实验器材并放回原处。需培养的培养物放入培养箱内，凡要丢弃或需清洗的污染物品，应放到指定的容器内。

9. 在实验老师指导下，值日生应对桌面用消毒液消毒，打扫实验室卫生，关好水、电和门窗。

10. 离开实验室前，应用消毒液泡手，并用清水冲洗。

实验一　细菌的形态和结构观察

实验目的

1. 初步掌握显微镜油镜的使用和保养方法。
2. 熟悉细菌的基本形态和特殊结构。
3. 初步掌握细菌涂片和革兰染色法的操作及结果判断。

实验内容和方法

一、显微镜油镜的使用和保养方法(操作)

1. 油镜的原理　香柏油与标本玻片的折光率相近似，因此，从聚光器出来的光线通过标本玻片和油镜后，很少折射而直接进入物镜，获得清晰的物像(实验图 1－1)。

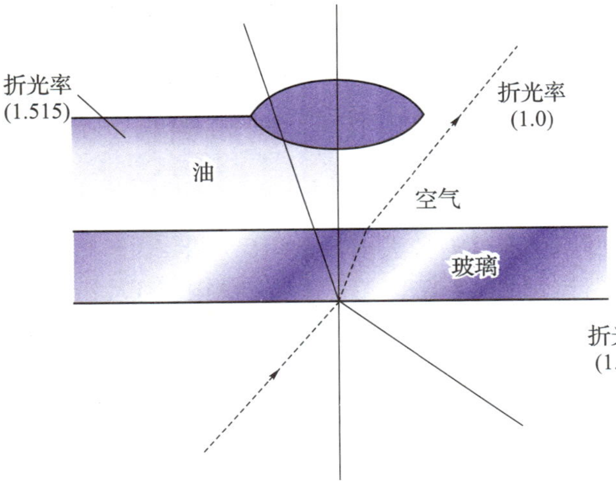

实验图 1－1　油镜原理示意图

2. 油镜的使用与保护

(1) 使用油镜时，必须端坐，不要倾斜载物台，以免菌液或镜油流出而污染载物台。

(2) 以自然光线为光源时，用反光镜的平面；以灯光为光源时，用反光镜的凹面。

(3) 将玻片标本放在载物台上，用移动器或固定夹固定。先用低倍镜对好光线，然后转换油镜头，升高聚光器，放大光圈。

(4) 使用油镜检查时，先在标本上滴加 1 滴香柏油，眼睛从侧面观察油镜，慢慢扭动粗调节器，将油镜头缓慢降至油内，不要接触玻片，以免损伤镜头。然后从目镜上观察，扭动粗调节器使镜筒慢慢上移，看到模糊物像时，再转动细调节器，直至物像清晰为止。

(5) 观察标本时，宜两眼同时睁开，以减少眼睛疲劳。最好用左眼看目镜，右眼配合左眼绘图或记录。

(6) 观察完毕，提升镜筒，用擦镜纸滴少许二甲苯将镜头上的油擦净。然后将物镜转成“品”字形，下降镜筒和聚光器，罩好镜套，放入镜箱中。

(7) 显微镜要轻拿轻放，双手托持。平时要放置通风干燥处，防止镜头发霉。

二、细菌的基本形态和特殊结构观察（示教）

1. 细菌基本形态的观察　观察细菌时要注意其形态、大小、排列和染色性。

(1) 球菌：金黄色葡萄球菌、乙型溶血性链球菌、脑膜炎奈瑟菌。

(2) 杆菌：大肠埃希菌、炭疽芽胞杆菌。

(3) 弧菌：霍乱弧菌。

2. 细菌特殊结构的观察　观察细菌的特殊结构时要注意细菌菌体与特殊结构的形态、染色、大小和位置等特点。

(1) 荚膜：肺炎链球菌的荚膜。

(2) 芽胞：破伤风梭菌的芽胞。

(3) 鞭毛：伤寒沙门菌的鞭毛。

三、细菌的涂片标本制作和革兰染色法（操作）

1. 细菌的涂片标本制作

(1) 涂片：取洁净载玻片 1 张，用接种环灭菌后分别取 1 环生理盐水滴于载玻片两端。再用灭菌接种环分别挑取葡萄球菌和大肠埃希菌菌落少许，均匀涂于玻片两端的生理盐水中，研成直径约 1 cm 的浑浊菌膜。

(2) 干燥：将玻片置室温中自然干燥。如要加速干燥，也可把玻片置于火焰高处略加烘烤，但切勿把菌膜烤干。

(3) 固定：用玻片夹夹住涂片一端，在酒精灯火焰高热处连续通过 3 次，将细菌杀死并固定于玻片上，以免细菌在染色中被水冲洗掉及造成污染或感染。

2. 革兰染色法

(1) 初染：在已固定的涂片上滴加结晶紫染液数滴，染 1 分钟，水洗。

(2) 媒染：滴加卢戈碘液数滴，染 1 分钟，水洗。

(3) 脱色：滴加 95% 乙醇数滴，轻轻摇动玻片 30 秒至 1 分钟至无紫色液脱出为止，水洗。

（4）复染：滴加稀释复红液数滴，复染 30 秒，水洗，用滤纸吸干，油镜观察。染色结果，紫色为革兰阳性菌（金黄色葡萄球菌）；红色为革兰阴性菌（大肠埃希菌）。

实验报告

1. 绘出镜下所见细菌的基本形态和特殊结构图。
2. 大肠埃希菌和葡萄球菌的革兰染色性如何？为什么？

实验二 细菌的人工培养

实验目的

1. 了解培养基的制备程序和常用培养基的种类。
2. 初步掌握细菌的接种方法。
3. 了解细菌在培养基上的生长现象。

实验内容和方法

一、常用培养基的制备（示教）

1. 制备程序　培养基各成分→混合熔化→测定及矫正 pH→滤过→分装→灭菌→备用。

2. 常用培养基

（1）基础培养基：普通肉汤培养基、普通琼脂培养基和半固体培养基的成分及用途。

（2）营养培养基：血液琼脂培养基（血平板）、血清肉汤培养基的成分及用途。

另外还有选择培养基（麦康凯琼脂培养基）、鉴别培养基（糖发酵管）、厌氧培养基（疱肉培养基）。

二、细菌接种法（示教）

1. 平板划线接种法　主要用于细菌的分离培养。

（1）右手持接种环，在酒精灯火焰上灭菌，待冷，挑取混合葡萄球菌与大肠埃希菌的菌液 1 环。

（2）左手持普通琼脂平板，以拇指和食指开启平皿盖，并与平皿底不能超过 45°。

（3）将挑取的菌液轻轻涂在平板边缘，接种环烧灼灭菌，待冷后接种环与平皿底平面保持 30°～45°的角度，从涂抹部位开始连续在第一区来回划线（第一区划线约占平皿表面 1/4）。

（4）用左手大拇指与中指旋转平板约 60°的角度，接种环烧灼灭菌，待冷却后，进行第二区划线，第二区划线与第一区划线开始相交 2～3 条，以后可不相交；烧灼接种环后用上述方法进行第三、四或第五次划线（实验图 2－1）。

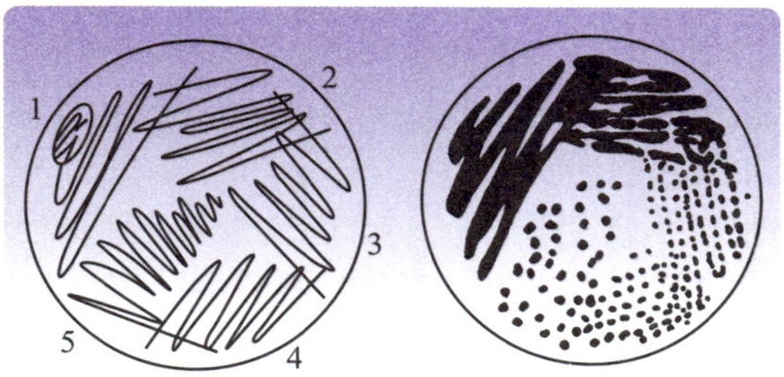

实验图 2－1　细菌分区划线接种法

(5) 接种完毕后，接种环灭菌，合上平皿盖，在平皿底部做好标本记录(名称、标本号、日期等)。将平皿倒置放 37℃培养箱中培养 18～24 小时。

(6) 注意事项：划线接种时，力量要适中，切勿划破平板表面；划线要密而不重复，充分利用平板表面；严格无菌操作。

2. 斜面培养基接种法　琼脂斜面培养基主要用作纯培养，保存菌种及细菌的生化反应观察。

(1) 用左手食指、中指、无名指和大拇指握住斜面培养管。

(2) 右手持接种环在火焰上烧灼灭菌，并以右手的小指和手掌拔取管塞，将管口通过火焰灭菌。

(3) 用灭菌接种环挑取细菌标本(大肠埃希菌)，迅速伸入培养管斜面底部自下而上划一条直线，再由斜面底部向上轻轻蛇形划线。

(4) 取出接种环，在火焰上灭菌管口，塞上管塞，灭菌接种环，将培养管做好标记，置 37℃培养箱培养 18～24 小时。

3. 液体接种法　液体培养基主要用于检查细菌的生化反应和增菌培养等。

(1) 同斜面接种法左手握住肉汤管。

(2) 右手持接种环(针)，灭菌冷却后，以小指和手掌拔取管塞，将管口通过火焰灭菌。

(3) 用接种环(针)挑取细菌标本(大肠埃希菌)，伸入肉汤管内，在接近液面的管壁上轻轻研磨，使细菌混入肉汤中。

(4) 按无菌要求处理接种环(针)和试管口，塞上管塞，做好标记，置 37℃培养箱中培养 18～24 小时。

三、细菌生长现象及代谢产物观察(示教)

1. 细菌在培养基中的生长现象

(1) 液体培养基：①浑浊生长(金黄色葡萄球菌)；②菌膜形成(枯草芽胞杆菌)；③沉淀生长(链球菌)。

(2) 固体培养基：形成菌落和菌苔。注意观察菌落的大小、形态、透明度、颜色、湿润度、表面、边缘及菌落周围有无溶血环等。①金黄色葡萄球菌的菌落：圆形凸起、直径 2～3 mm、金黄色、湿润不透明、边缘整齐；②大肠埃希菌的菌落：圆形较大、灰白色、光滑、湿润。

(3) 半固体培养基:用于观察细菌有无动力。①痢疾志贺菌无鞭毛,无动力,沿穿刺线生长,穿刺线四周培养基透明澄清;②大肠埃希菌有鞭毛,有动力,沿穿刺线向周围扩散生长,穿刺线模糊,四周浑浊呈雾状。

2. 细菌代谢产物观察　糖发酵试验:将大肠埃希菌分别接种到葡萄糖及乳糖发酵管中,再将伤寒沙门菌分别接种到葡萄糖及乳糖发酵管中,置37℃培养箱中培养18~24小时后观察结果。大肠埃希菌既能分解乳糖,又能分解葡萄糖产酸产气,使培养基变成黄色,倒置小导管中有气泡,用符号"⊕"表示;伤寒沙门菌分解葡萄糖只产酸不产气,培养基变黄,导管中无气泡,用"+"表示;伤寒沙门菌不分解乳糖,发酵管不变色,导管中无气泡,用"-"表示。

实验报告

记录细菌在培养基上的生长现象及糖发酵试验的结果。

实验三　细菌的分布检查与消毒灭菌实验

实验目的

1. 了解细菌分布的检查方法。
2. 掌握常用消毒灭菌方法。
3. 熟悉常用消毒灭菌器的结构及使用方法。
4. 熟悉药物敏感试验的结果观察及其临床意义。

实验内容和方法

一、细菌分布的检查(操作)

1. 空气中细菌的检查　每组取普通琼脂平板1个,将盖打开,暴露于空气中5~10分钟,然后盖上盖,于平板底面注明标志(班级、组别、标本),置37℃培养箱培养18~24小时后观察结果。

2. 咽喉部细菌的检查　每两人为一组取血琼脂平板1个,在平板底部正中画线一分为二。两位同学互相用无菌棉拭子于咽部采集标本,并将标本分别涂于血琼脂平板两边,再用灭菌接种环划线接种。在平板底面注明标记,置37℃培养箱培养18~24小时后观察结果。或取血琼脂平板1个,将盖打开,置于距口10 cm处,用力咳嗽数次,然后盖好,在平板底面注明标记,置37℃培养箱培养18~24小时观察结果。

二、消毒灭菌

1. 皮肤消毒试验(操作)　每两位同学取1个普通琼脂平板,用蜡笔将平板底部划分为五格，标明序号，两人用手指在培养基上各涂一格，然后用碘伏消毒手指后再各涂另一格，留一格作对照，盖好平板，置37℃培养箱培养18～24小时后观察结果。

2. 热力灭菌试验(操作) 取5支肉汤培养基，标记1、2、3、4、5号，1、2号管接种大肠埃希菌，3、4号管接种枯草芽胞杆菌，5号管不接种细菌作对照，将1、3号管放水浴锅中煮沸5～10分钟，最后将5支肉汤管送37℃温箱培养18～24小时后观察结果。

3. 紫外线杀菌试验(示教) 取普通琼脂平板1个，用接种环密集划线接种葡萄球菌后，以无菌镊子夹一张灭菌的长方形纸片贴于平板中央，将平板放在紫外线灯下20～30 cm处照射30分钟，除去纸片(丢于消毒液中或烧掉，勿乱丢)，置37℃培养箱培养18～24小时后观察结果。

4. 常用消毒灭菌器及除菌滤器介绍(示教)

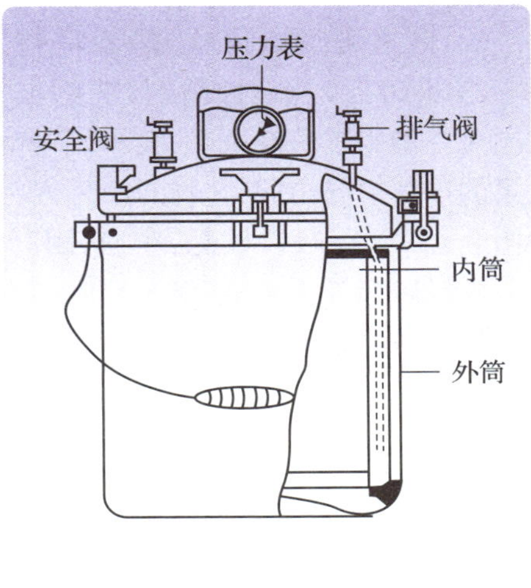

实验图3-1 手提式高压蒸汽灭菌器示意图

(1) 高压蒸汽灭菌器：①结构：高压蒸汽灭菌器(手提式)是一个密闭的能耐高温的双层金属圆筒，两层之间盛水。外层坚厚，其上有金属厚盖，盖旁附有螺旋，借以紧闭盖门，避免蒸汽外溢。灭菌器盖上装有排气阀门、安全活塞、压力表及温度计等装置。器内装有带孔的金属隔板，用以放置待灭菌物品(实验图3-1)。②用法：使用时先加水至外筒内，然后把待灭菌物件放入内筒，不宜过挤。再将筒盖的螺旋拧紧使之密闭。灭菌器下用煤气或电炉等加热，并打开排气阀门，使筒内的冷空气完全排出，关闭排气阀。继续加热，待压力表渐渐升至所需压力103.4 kPa(1.05 kg/cm^2)，此时筒内温度为121.3℃，调节热源，维持15～20分钟可达到灭菌目的。灭菌完毕，停止加热，待压力降至零时，方可开盖取物。切不可在压力尚未降低为零时强行开盖取物，以免灭菌容器中的液体等冲出外溢，造成烫伤。

高压蒸汽灭菌是最有效而又快速的灭菌方法。凡耐高温和潮湿的培养基、生理盐水、手术衣、橡胶手套、手术器械、敷料、传染性污物等均可应用本法灭菌。

(2) 干热灭菌器(干烤箱)：①构造：干热灭菌器是用双层金属板制成的方形箱子，中间有隔热的石棉板，箱底放置有热源(电炉)。内壁上有数个孔，让空气流通。箱前有铁门及玻璃门，箱内有金属箱板架数层。电热烤箱的前下方有温度调节器，其顶上装有温度计。②用法：将待灭菌的玻璃器材包装后放入箱内，闭门加热箱内空气，靠热空气灭菌。当箱内温度上升至160～170℃，保持2小时即可达到灭菌，然后停止加热，待温度自然下降至40℃以下，方可开门取物，以防玻璃器材遇骤冷炸裂。

一般耐高温的吸管、试管、培养皿、凡士林、液体石蜡等用本法灭菌。

(3) 滤菌器：① 蔡氏滤菌器：为金属滤器。以石棉为滤板，每次用完要更换石棉滤板。石棉滤板按孔径大小分为两种，K号可用于滤清，EK号能阻止细菌通过。② 玻璃滤菌器：虑板用玻璃粉制成，用时比较方便，但孔径易被堵塞。孔径大小0.15～250 μm不等，一般分为G1～G6等6种型号，其中G5、G6均可阻止细菌通过。

滤菌器常用于不耐热的培养基、血清、溶液及药液的除菌，也可用于细菌外毒素及病毒的分离。

三、药物敏感试验(纸片法)(示教)

1. 取普通琼脂平板一个,以无菌操作要求用接种环取大肠埃希菌或葡萄球菌液体培养物,以密集划线法接种于琼脂平板表面。

2. 待菌液稍干后,用镊子蘸取95%乙醇在乙醇灯上烧灼灭菌,冷却后分别夹取各种抗生素药敏纸片,贴于已接种好细菌的琼脂平板表面,用镊尖压一下,使其贴平,一次放好,不得移动。每取一种药敏纸片前,均须对镊子先灭菌。每张药敏纸片中心间距应大于24 mm,纸片中心距平板内缘不小于15 mm,直径为90 mm的平板可贴6张纸片。

3. 将平板放入37℃培养箱培养18~24小时后,观察抑菌圈(药物纸片周围无细菌生长的区域)的大小,了解抗生素的抑菌情况,判断药物的敏感度(实验图3-2)。一般以敏感、中介、耐药3个等级报告结果。

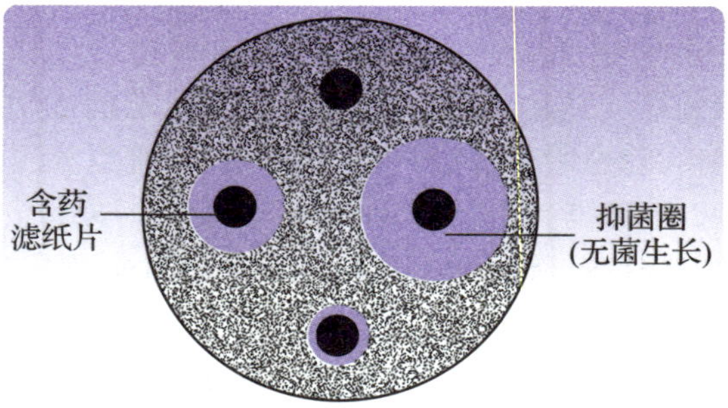

实验图3-2 细菌对药物的敏感试验

实验报告

1. 记录细菌的分布检查试验结果。
2. 记录消毒灭菌试验结果。
3. 记录药物敏感试验(纸片法)结果,并分析其在临床上的意义。

(张文霞)

实验四 免疫学实验

实验目的

1. 了解常见抗原抗体反应的原理及其临床应用。
2. 认识胎儿胸腺、鸡腔上囊结构。
3. 观察E花环细胞,了解其实验原理和临床意义。
4. 观察T淋巴细胞转化后的形态特点,了解其实验原理和临床意义。

实验内容和方法

一、胶乳凝集法检测抗链球菌溶素O试验(抗O试验)(示教)

1. 抗链球菌溶素O抗体试剂(试剂盒)使用前,预置达室温。
2. 轻轻混匀胶乳试剂。

3. 核对阴性和阳性对照。

4. 在反应板孔中加一滴未稀释待检血清,然后在待检血清中加一滴胶乳试剂。

5. 轻轻摇匀,2 分钟后观察结果:有凝集者为阳性,无凝集者为阴性。阴性和阳性对照实验同上法操作。

6. 意义:用于链球菌感染后肾小球肾炎、风湿热等疾病的辅助诊断。

二、胶乳凝集法检测类风湿因子(示教)

1. 类风湿因子(RF)检测试剂(试剂盒)使用前,预置达室温。

2. 轻轻混匀乳胶试剂。

3. 核对阴性和阳性对照。

4. 在反应板孔中加一滴未稀释待检血清,然后在待检血清中加一滴胶乳试剂。

5. 轻轻摇动使其充分混匀,2 分钟后观察结果:出现凝集为阳性,无凝集出现为阴性。阴性和阳性对照实验同上法操作。

6. 意义　辅助诊断类风湿性关节炎。

三、免疫器官与免疫细胞的观察

1. 胎儿(4~6 个月以上)胸腺标本和鸡腔上囊标本观察(示教)

(1) 胸腺位于胸腔纵隔上部,胸骨后方,由不对称两叶合并在一起,胸腺表面有结缔组织被膜。

(2) 腔上囊位于禽类动物泄殖腔内背侧直肠外上方,为一个囊状淋巴组织。

2. 免疫细胞标本片观察(示教)

(1) 中性粒细胞吞噬细菌的染色标本片:中性粒细胞胞核和细菌经瑞氏染色被染成紫色,中性粒细胞的胞浆被染成淡红色。

(2) 巨噬细胞吞噬鸡红细胞的染色标本片:巨噬细胞经瑞氏染色后核着色较深,多为马蹄形,胞浆着色较浅。鸡红细胞为椭圆形淡红色。

3. E 花环实验结果染色标本片观察(示教)

4. T 淋巴细胞转化实验结果涂片染色标本观察(示教)　转化的淋巴细胞包括母细胞和过渡型细胞。母细胞的特点为大小是正常细胞的 4~5 倍,核疏松呈网状结构,内有 1~3 个核仁,胞浆丰富,嗜碱性,并可见空泡。过渡型细胞较正常细胞略大,核质较疏松,胞浆较多,嗜碱性。

实验报告

1. 绘制出 E 花环及 T 淋巴细胞转化实验结果染色标本镜下形态。

2. 记录胶乳凝集法测类风湿因子、抗链球菌 O 抗体的结果并分析其临床意义。

实验五 人体寄生虫实验

实验目的

1. 了解蛔虫、钩虫、蛲虫、血吸虫、猪带绦虫成虫的形态特征。

2. 熟悉蛔虫卵、钩虫卵、蛲虫卵、血吸虫卵、带绦虫卵、阴道毛滴虫滋养体、间日疟原虫红细胞内期各期形态的特征。

3. 了解猪囊尾蚴的形态特征及猪囊尾蚴感染猪的病理特征。

4. 了解血吸虫尾蚴、中间宿主(钉螺)的形态特征及虫卵引起肝脏病变的病理特征。

5. 掌握粪便直接涂片法、饱和盐水浮聚法、肛门拭子法的操作方法。

实验内容和方法

一、标本观察

1. 蛔虫(示教)

(1) 成虫大体标本:观察成虫的大小、形态、颜色,注意雌、雄虫的区别。

(2) 蛔虫卵玻片标本:观察虫卵的形状、大小、颜色、卵壳厚薄、蛋白质膜的颜色、厚薄、卵内容物及其卵细胞与卵壳的关系。注意受精蛔虫卵与未受精蛔虫卵的区别。

2. 钩虫(示教)

(1) 成虫大体标本:观察两种钩虫的大小,体态,雌、雄虫的区别。

(2) 钩虫卵玻片标本:观察虫卵的形状、大小、卵壳及卵内容物,特别注意卵壳薄而透明,与卵细胞间有明显间隙的特点。

3. 蛲虫(示教)

(1) 成虫大体标本:观察其大小,形态及雌、雄虫的区别。

(2) 蛲虫卵玻片标本:观察其大小、形状(一侧扁平、一侧凸起)、卵壳厚薄及卵内容物(一条幼虫)的特点。

4. 血吸虫(示教)

(1) 成虫大体标本:肉眼观察成虫的固定标本,注意虫体的形态、大小、颜色、雌、雄合抱状态及雌、雄虫的区别。

(2) 血吸虫尾蚴玻片标本:低倍镜下观察尾蚴的形态及尾部分叉的特征。

(3) 血吸虫卵玻片标本:低倍镜下观察血吸虫卵的形状、大小,注意卵壳周围有无黏附的污物、卵的侧棘及卵内毛蚴。

(4) 中间宿主:注意观察钉螺的形态、大小、颜色及表面结构。

(5) 病理标本:观察肝脏虫卵结节。

5. 猪带绦虫(示教)

(1) 成虫大体标本:观察猪带绦虫的长度、节片数、节片厚薄、头节形态、链体中节片的特征。

(2) 带绦虫卵玻片标本：低倍镜下观察带绦虫卵，注意其形态、大小、颜色，再换高倍镜观察其胚膜及其放射状条纹、卵内六钩蚴的形态特征。

(3) 囊尾蚴大体标本及玻片标本：肉眼观察囊尾蚴的形状、大小、颜色及充满囊液特征；低倍镜下观察猪囊尾蚴头节形态。

(4) 囊尾蚴感染猪的大体病理标本：观察被囊尾蚴寄生的猪肉（米猪肉）标本。

6. 阴道滴虫（示教） 阴道滴虫玻片标本：注意观察滋养体的形态、大小、波动膜、鞭毛（4 根前鞭毛与1 根后鞭毛）、核和轴柱的结构特点。

7. 疟原虫（示教） 间日疟原虫薄血膜玻片标本（瑞氏或姬氏染色）：在高倍镜下选择红细胞分布均匀的视野后滴加香柏油，继续在油镜下仔细寻找虫体，并注意观察以下内容：①早期滋养体（环状体）、晚期滋养体（大滋养体）、未成熟裂殖体、成熟裂殖体、雌、雄配子体的形态特征；②疟原虫的细胞核、细胞质及疟色素的染色性、形态、位置；③被寄生红细胞的变化，包括大小、着色、有无薛氏小点以及寄生的疟原虫数量。

二、常用诊断方法

1. 粪便直接涂片法（操作） 本法适用于检查蠕虫卵，常连续涂片 3 次镜检可提高检出率。具体方法如下：

(1) 于清洁玻片中央滴加生理盐水 1～2 滴。

(2) 用竹签挑取少许新鲜粪便于生理盐水中涂匀，制成直径约 1 cm 大小、厚薄以透过粪膜涂片刚可辨认纸上字迹为宜的圆形粪膜。

(3) 先用低倍镜检查，必要时换高倍镜观察，但需加盖玻片，以免污染镜头。

2. 饱和盐水浮聚法（操作） 利用饱和盐水的比重（1.17～1.18）大于某些虫卵比重的特点，使粪便中虫卵浮聚于饱和盐水液面，可达到集卵的目的，以提高检出率。本法适用于线虫卵检查，尤以检查钩虫卵效果最佳。具体方法如下：

(1) 用竹签挑取黄豆大的粪便放入浮聚杯或青霉素小瓶内。

(2) 加入少量饱和盐水搅匀，再慢慢加入饱和盐水至近瓶口处，用竹签挑出粗大粪渣弃去。

(3) 改用滴管继续加饱和盐水至瓶口，以略高出瓶口又不溢出为宜，覆以载玻片。

(4) 静置 15 分钟后，将载玻片迅速上提并翻转，直接镜检或上覆盖玻片镜检。

3. 肛门拭子法（示教） 本法适用于检查蛲虫卵及牛带绦虫卵。具体操作方法有两种：透明胶纸法和棉签拭子法。现将透明胶纸法介绍如下：①把透明胶纸剪成3～5 cm的长条，粘贴于载玻片上备用；②检查时，将胶纸掀起，将胶面粘贴于受检者肛门周围皮肤，使胶纸与受检者皮肤充分接触，并注意勿污染手指；③将胶纸贴于原载玻片上镜检。镜检时，可在胶纸与载玻片之间滴加二甲苯 1 滴，使胶纸平展，便于观察。

4. 血液检查疟原虫（示教） 为便于诊断，实际检查过程中，多将厚、薄血膜制于同一载玻片上。

(1) 薄血膜法：此法的优点是血膜中疟原虫形态典型，便于观察，但感染程度较轻时易漏检。具体操作方法是：①取洁净玻片 2 张，一张作涂片用，另一张作推片用；②将被检查者耳垂或指尖消毒后采血，第一滴血用消毒棉球擦去；③在玻片的 1/3 与 2/3 交界处蘸血 1 小滴，将推片的一端置于血滴之前，待血液与推片端缘接触并展开后，保持推片与载玻片呈 30°～45°夹角由右向左迅速而均匀地推出，制成舌形薄血膜。

(2) 厚血膜法：此法的优点是因血膜厚、血量多、疟原虫较集中，易于检出。但因红细胞重叠或被溶解，难以辨认疟原虫形态以及虫体与被寄生红细胞间的关系。具体操作方法是：用推片的一角取血 1 大滴，置同一载玻片的另一端(右)1/3 的中间处，迅速由里向外涂成直径约 1 cm 的厚血膜。

上述厚、薄血片制好后，待血片晾干，厚血膜用蒸馏水溶血，再行瑞氏或姬氏染色，清水冲洗，晾干镜检。

实验报告

1. 绘出蛔虫受精卵、钩虫卵、蛲虫卵、血吸虫卵、带绦虫卵的镜下形态。
2. 绘出阴道毛滴虫的镜下形态。
3. 简述粪便直接涂片法和饱和盐水浮聚法的操作步骤。

（高　义）

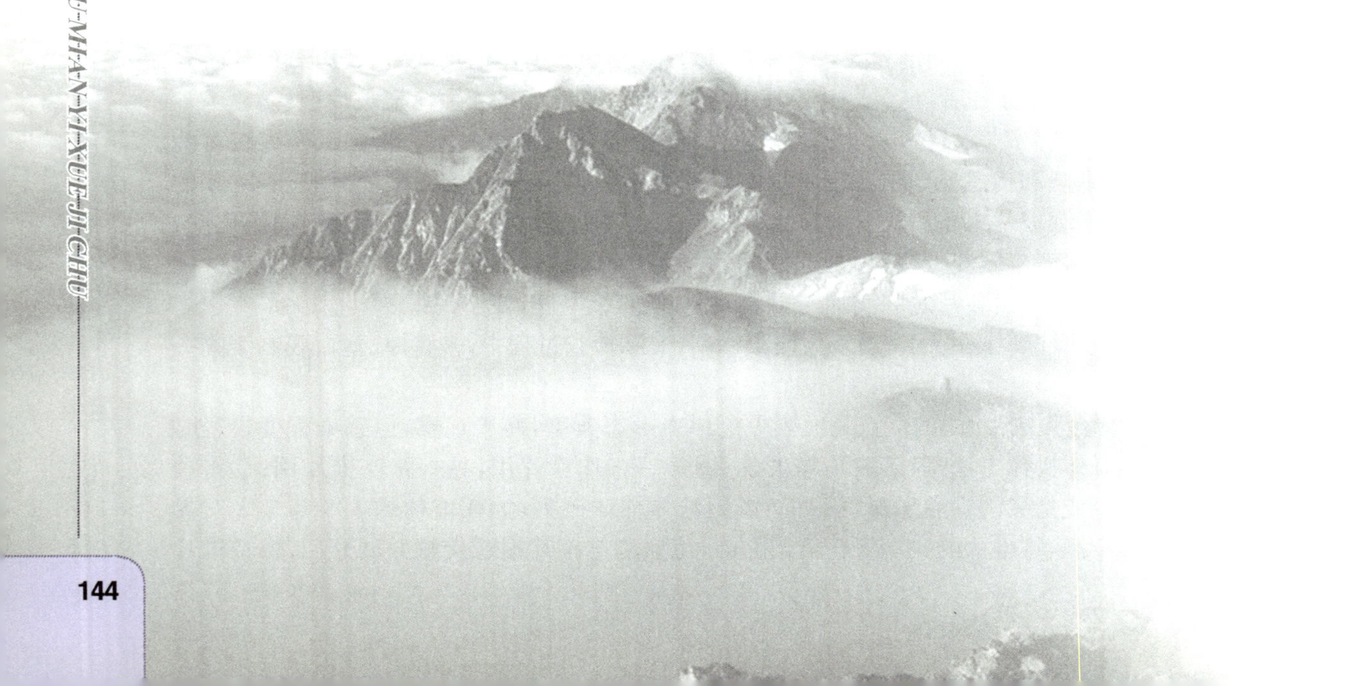

附录一　阶段性测试题

阶段测试题（一）

班级____________**姓名**____________**学号**____________**得分**____________

一、名词解释（每题 4 分，5 题共 20 分）

1. 感染：

2. 灭菌：

3. 败血症：

4. 抗原：

5. 超敏反应：

二、填空题（每空 0.5 分，60 空共 30 分）

1. 细菌在液体培养基中生长可出现________、________、________三种生长现象。
2. 细菌生长繁殖最适宜的酸碱度 pH：________；最适宜温度 T：________℃。
3. 根据细菌生长对空气中氧的需要程度不同，把细菌分成________________、________________、________________、________________四大类。
4. 细菌细胞壁的共有成分是________；革兰阳性菌的主要表面抗原是________；革兰阴性菌的内毒素成分是________。
5. 免疫应答的基本过程包括________、________、________三个阶段。
6. 革兰染色结果：染成紫色的细菌为________菌；染成红色的细菌为________菌。
7. 正常菌群可因________、________、________而成为条件致病菌，所引起的感染称为________。
8. 高压蒸汽灭菌法的各项指标为：压力达________ kPa；温度为________℃；持续时间为________分钟，主要用于________________________物品的消毒。
9. 紫外线的杀菌机制为__________________________；紫外线灯每次照射的持续时间为________分钟；由于其穿透力差，只能用于________和________的消毒。
10. 免疫的功能包括________、________和________。
11. 屏障结构包括______________、________和________三个方面。

12. 中枢免疫器官包括________和________；前者是________细胞分化成熟的场所；后者是________细胞分化成熟的场所。
13. 人工自动免疫的生物制品主要有________和________，主要用于________疾病。
14. 细菌的致病因素包括________、________和________三个方面。
15. 细菌荚膜的主要医学意义是____________、____________和____________________。
16. 影响化学消毒剂消毒效果的因素有__________________________、________________和________________。
17. 人工培养细菌的意义为________________、________________、________________、________________。
18. 抗原的两个特性包括________________和________________。
19. 吞噬细胞主要包括血液中的________________和________________及组织中的________________。

三、选择题(每题 1 分，30 题共 30 分)

下列各题均为单项选择题，每小题下面有 A、B、C、D、E 五个备选答案，其中只有一个答案符合题意。请从中选择一个最佳答案，并将答案前的字母填写在下面表格的相应位置。

1	2	3	4	5	6	7	8	9	10	11	12	13	14	15
16	17	18	19	20	21	22	23	24	25	26	27	28	29	30

1. 判断灭菌是否彻底的指标是杀死 (　　)
   A. 细菌繁殖体　B. 病毒　C. 细菌芽胞
   D. 真菌孢子　E. 螺旋体
2. 下列哪组不是原核细胞型微生物 (　　)
   A. 细菌和立克次体　B. 衣原体和支原体　C. 放线菌和立克次体
   D. 螺旋体和衣原体　E. 病毒和真菌
3. 细菌外毒素特性是 (　　)
   A. 对组织有选择性毒害作用　B. 大多由革兰阴性菌产生
   C. 抗原性弱　D. 主要成分为脂多糖　E. 对热稳定
4. 须电镜下才能观察到的细菌特殊结构是 (　　)
   A. 荚膜　B. 鞭毛　C. 菌毛
   D. 芽胞　E. 以上均是
5. 与致病性有关的细菌代谢产物是 (　　)
   A. 毒素和抗毒素　B. 侵袭性酶和细菌素　C. 毒素和色素
   D. 热原质和维生素　E. 毒素和热原质
6. 与细菌耐药性有关的细菌成分是 (　　)
   A. 内毒素　B. 细菌染色体　C. 质粒
   D. 核糖体　E. 异染颗粒

7. 土壤中芽胞细菌感染人体的途径多是经 ( )

A. 消化道　B. 呼吸道　C. 血液

D. 伤口　E. 接触

8. 接种卡介苗属于 ( )

A. 人工自动免疫　B. 人工被动免疫　C. 自然自动免疫

D. 自然被动免疫　E. 非特异性免疫

9. 唯一能通过胎盘屏障的免疫球蛋白是 ( )

A. IgE　B. IgA　C. IgD

D. IgG　E. IgM

10. 属于Ⅰ型超敏反应性疾病的是 ( )

A. 输血反应　B. 急性肾小球肾炎　C. 过敏性休克

D. 血清病　E. 接触性皮炎

11. HLA 属于 ( )

A. 自身抗原　B. 异嗜性抗原　C. 异种抗原

D. 同种异型抗原　E. 肿瘤相关抗原

12. 内源性感染的主要来源是 ( )

A. 患者　B. 医护人员　C. 诊疗器械

D. 手术室空气　E. 正常菌群

13. 不宜用于消毒皮肤黏膜的消毒剂是 ( )

A. 0.1%高锰酸钾　B. 3%过氧化氢　C. 0.05%～0.1%新洁尔灭

D. 2%～4%龙胆紫　E. 5%过氧乙酸

14. 在黏膜局部发挥抗感染作用的 Ig 是 ( )

A. IgG　B. IgA　C. sIgA

D. IgM　E. IgE

15. 关于水中病原菌的主要来源，下列叙述错误的是 ( )

A. 土壤　B. 人畜粪便　C. 人和动物的呼吸道

D. 垃圾　E. 污物

16. 与内毒素作用无关的是 ( )

A. 发热反应　B. 白细胞反应　C. 肌肉松弛性麻痹

D. DIC　E. 休克

17. 关于再次应答的叙述错误的是 ( )

A. 产生抗体的潜伏期长　B. 抗体产生快　C. 免疫维持时间长

D. 产生抗体的量多　E. 产生抗体的种类主要是 IgG

18. 对Ⅱ型超敏反应特点描述错误的是 ( )

A. 细胞抗原引起　B. 有抗体无补体参与　C. 吞噬细胞参与

D. NK 细胞参与　E. 有抗体有补体参与

19. 去除热原质的最好方法是 ( )

A. 煮沸法　B. 高压蒸汽灭菌法　C. 滤过法

D. 巴氏消毒法　E. 干烤法

20. 链球菌感染后引起的超敏反应性疾病主要是（　　）

A. 过敏性休克　B. 产褥症　C. 急性肾小球肾炎

D. 猩红热　E. 亚急性细菌性心内膜炎

21. 下列不属于非特异性免疫的组成因素是（　　）

A. 血-脑屏障　B. Tc 细胞　C. 单核细胞

D. 溶菌酶　E. 乙型溶素

22. 参与Ⅳ型超敏反应的免疫成分为（　　）

A. 抗体　B. 补体　C. NK 细胞

D. 效应 T 细胞　E. B 细胞

23. 消毒体温表的常用方法是（　　）

A. 煮沸法　B. 高压蒸汽灭菌法　C. 70%～75%乙醇浸泡

D. 巴氏消毒法　E. 紫外线照射

24. 下列哪项不是补体的生物学活性（　　）

A. 溶解细菌　B. 中和病毒　C. 中和外毒素

D. 免疫黏附　E. 调理吞噬

25. 属于半抗原的物质是（　　）

A. 蛋白质　B. 外毒素　C. 抗毒素

D. 类毒素　E. 青霉素

26. 动物的免疫血清对人体而言（　　）

A. 是抗体　B. 具有亲组织性　C. 是抗原

D. 具有毒性　E. 既是抗原又是抗体

27. 提示胎儿有宫内感染的 Ig 是（　　）

A. IgA　B. IgM　C. IgG

D. IgD　E. IgE

28. 能合成分泌抗体的细胞是（　　）

A. B 细胞　B. T 细胞　C. 浆细胞

D. NK 细胞　E. 巨噬细胞

29. 机体抗感染免疫的第一道防线是（　　）

A. 血脑屏障　B. 胎盘屏障　C. 皮肤黏膜屏障

D. 淋巴结　E. 脾脏

30. E 花环试验的用途是（　　）

A. T 淋巴细胞功能测定　B. T 淋巴细胞的分离　C. B 淋巴细胞功能测定

D. B 淋巴细胞的分离　E. CD2 分子功能的测定

四、问答题（第 1、2、3 题分别为 7、5、8 分，3 题共 20 分）

1. 叙述医院感染的危险因素及防治原则。
2. 比较人工自动免疫与人工被动免疫的不同点。
3. 列举一个超敏反应实例，并说明其发生过程。

阶段测试题(二)

班级＿＿＿＿＿＿姓名＿＿＿＿＿＿学号＿＿＿＿＿＿得分＿＿＿＿＿＿

一、名词解释(每题4分,5题共20分)

1. 中间宿主:

2. 医学节肢动物:

3. 垂直传播:

4. 病毒的干扰现象:

5. 抗O试验:

二、填空题(每空0.5分,60空共30分)

1. 引起流行性脑脊髓膜炎的病原菌是＿＿＿＿,其传播途径是＿＿＿＿＿＿。
2. 幽门螺杆菌与＿＿＿＿＿＿＿和＿＿＿＿＿＿＿疾病的发生密切相关。
3. 结核菌素试验(OT试验)是用＿＿＿＿＿＿来测定机体对结核分枝杆菌是否存在＿＿＿＿型超敏反应的一种皮肤试验。
4. 引起梅毒的病原体是＿＿＿＿＿,其传染源是＿＿＿＿＿,感染途径是＿＿＿＿＿。
5. 病毒的基本结构主要由＿＿＿＿＿和＿＿＿＿＿＿构成。
6. 新型冠状病毒(SARS冠状病毒)可引起人体＿＿＿＿＿＿＿＿＿＿＿肺炎,英文缩写(SARA)的中文含义是＿＿＿＿＿＿＿＿＿＿＿＿＿＿＿＿＿。
7. 甲型肝炎病毒主要经＿＿＿＿＿＿传播,丙型肝炎病毒主要经＿＿＿＿传播。乙肝病毒感染"大三阳"的指标是＿＿＿＿＿、＿＿＿＿＿、＿＿＿＿＿。
8. 脊髓灰质炎病毒主要通过＿＿＿＿传染,可致儿童患＿＿＿＿＿＿＿＿＿。
9. 引起乙型脑炎的病原体是＿＿＿＿＿＿＿＿,特异性预防措施是＿＿＿＿＿＿＿。
10. 疱疹病毒中易引起胎儿先天感染的是＿＿＿＿＿＿＿病毒;与鼻咽癌发病有关的是＿＿＿＿＿＿病毒。
11. 人体寄生虫包括＿＿＿＿＿＿、＿＿＿＿＿＿、＿＿＿＿＿三个部分。
12. 寄生虫对宿主的危害表现在＿＿＿＿＿、＿＿＿＿＿和＿＿＿＿三个方面。
13. 寄生虫病流行的三个基本环节包括＿＿＿＿＿、＿＿＿＿＿和＿＿＿＿＿。
14. 蚊虫传播的疾病主要有＿＿＿＿＿＿＿、＿＿＿＿＿＿＿、＿＿＿＿＿＿等。
15. 写出下列寄生虫的寄生部位:蛔虫＿＿＿＿＿;蛲虫＿＿＿＿＿;肝吸虫＿＿＿＿＿;姜片虫＿＿＿＿;猪带绦虫＿＿＿＿＿;疟原虫＿＿＿＿＿;阴道滴虫＿＿＿＿＿。

16. 沙门菌感染引起的疾病主要有________、________、________。

17. 有致病性的葡萄球菌________酶试验阳性。肺炎链球菌的主要致病物质是________。

18. 生活史中需要两个中间宿主的吸虫分别是________、________。

19. 猪肉绦虫的中间宿主是________或________。

20. 女性感染阴道毛滴虫,可引起________、________疾病。

21. 对人体致病的弧菌主要有________和________,可分别引起________和________疾病。

22. 抗酸染色检查主要用于检查________和________细菌。

三、选择题(每题 1 分,30 题共 30 分)

下列各题均为单项选择题,每小题下面有 A、B、C、D、E 五个备选答案,其中只有一个答案符合题意。请从中选择一个最佳答案,并将答案前的字母填写在下面表格的相应位置。

1	2	3	4	5	6	7	8	9	10	11	12	13	14	15
16	17	18	19	20	21	22	23	24	25	26	27	28	29	30

1. 传染病中 70%~80%是由下列何种病原微生物引起 ( )
   A. 细菌　B. 病毒　C. 真菌
   D. 螺旋体　E. 立克次体
2. 引起鹅口疮和霉菌性阴道炎的病原体是 ( )
   A. 白假丝酵母菌　B. 皮肤浅部真菌　C. 肺炎链球菌
   D. 流感嗜血杆菌　E. 阴道滴虫
3. 与风湿热发病有关的病原体是 ( )
   A. 金黄色葡萄球菌　B. 肺炎链球菌　C. 肺炎支原体
   D. A 群链球菌　E. 脑膜炎奈瑟菌
4. 常可引起大面积烧伤或烫伤病人严重继发感染的细菌是 ( )
   A. 金黄色葡萄球菌　B. 链球菌　C. 铜绿假单胞菌
   D. 流感嗜血杆菌　E. 空肠弯曲菌
5. 提示对乙肝病毒有免疫力的指标是 ( )
   A. HBsAg　B. 抗- HBs　C. HBeAg
   D. 抗- HBe　E. 抗- HBc
6. 引起化脓性感染最常见的病原菌是 ( )
   A. 葡萄球菌　B. 链球菌　C. 脑膜炎奈瑟菌
   D. 肺炎链球菌　E. 淋病奈瑟菌
7. 下列关于大肠埃希菌叙述错误的是 ( )
   A. 为正常菌群　B. 可成为条件致病菌　C. 在 SS 平板上为无色菌落
   D. 不形成芽胞　E. 为革兰阴性杆菌

8. 血吸虫的主要致病阶段是 ( )

A. 成虫 B. 虫卵 C. 毛蚴

D. 尾蚴 E. 童虫

9. 钩虫对人体的最严重危害是 ( )

A. 着土痒 B. 钩蚴性皮炎 C. 贫血

D. 异嗜症 E. 腹痛

10. 以豆螺为第一中间宿主的寄生虫是 ( )

A. 肝吸虫 B. 姜片虫 C. 肺吸虫

D. 血吸虫 E. 猪带绦虫

11. 与疟疾发作有关的疟原虫发育阶段是 ( )

A. 红细胞外期 B. 红细胞内期 C. 肝细胞内期

D. 配子体形成期 E. 孢子生殖期

12. 肛门拭子法常用于检查 ( )

A. 蛲虫卵 B. 钩虫卵 C. 蛔虫卵

D. 肺吸虫卵 E. 血吸虫卵

13. 严格活细胞寄生的一组微生物是 ( )

A. 细菌和真菌 B. 细菌和病毒 C. 病毒和衣原体

D. 细菌和立克次体 E. 支原体和真菌

14. 经皮肤途径感染人体的寄生虫是 ( )

A. 蛔虫 B. 牛肉绦虫 C. 疟原虫

D. 钩虫 E. 肺吸虫

15. 蛔虫感染引起的并发症中，最常见的是 ( )

A. 肠穿孔 B. 腹膜炎 C. 蛔虫性阑尾炎

D. 胆道蛔虫症 E. 蛔虫性胰腺炎

16. 肥达反应用于辅助检查下列哪种病原菌引起的疾病 ( )

A. 葡萄球菌 B. 沙门菌 C. 志贺菌

D. 大肠埃希菌 E. 变形杆菌

17. 最易发生变异并可在人群中造成大流行的病毒是 ( )

A. 麻疹病毒 B. 甲型肝炎病毒 C. 甲型流感病毒

D. 乙型流感病毒 E. 乙型肝炎病毒

18. AIDS 的病原体是 ( )

A. EB 病毒 B. HAV C. HBV

D. HCV E. HIV

19. 对孕妇体内胎儿有致畸作用的病原体是 ( )

A. 链球菌 B. 风疹病毒 C. 肺炎支原体

D. 腺病毒 E. 布鲁菌

20. 破伤风痉挛毒素的性质是 ( )

A. 肉毒毒素 B. 肠毒素 C. 细胞毒素

D. 溶血毒素 E. 神经毒素

21. 决定痢疾志贺菌致病性的首要因素是 （　）

A. 菌毛　B. 内毒素　C. 外毒素

D. 侵袭性酶　E. 鞭毛

22. 下列致病物质不是外毒素的病原菌是 （　）

A. 肉毒梭菌　B. 破伤风梭菌　C. 结核分枝杆菌

D. 霍乱弧菌　E. 白喉棒状杆菌

23. 引起沙眼的病原体是 （　）

A. 支原体　B. 衣原体　C. 立克次体

D. 放线菌　E. 病毒

24. 钩虫卵的常用检查方法是 （　）

A. 粪便直接涂片法　B. 粪便水洗沉淀法　C. 透明胶纸法

D. 棉拭子法　E. 饱和盐水漂浮法

25. 蛲虫反复感染的主要原因是 （　）

A. 蛲虫卵随粪便排出污染环境　B. 蛲虫的寿命长

C. 异体重复感染　D. 自身体内重复感染　E. 自身体外重复感染

26. 假膜性肠炎的发病机制是 （　）

A. 侵袭性酶引起　B. 外毒素引起　C. 超敏反应引起

D. 菌群失调引起　E. 以上都不是

27. 能够多途径感染人体的病原体是 （　）

A. 志贺菌　B. 流感病毒　C. 结核分枝杆菌

D. 皮肤浅部真菌　E. 霍乱弧菌

28. 疟疾复发的原因是 （　）

A. 速发型子孢子大量繁殖　B. 红细胞内期裂殖体成熟

C. 迟发型子孢子发育增殖　D. 配子体大量发育

E. 蚊虫反复叮咬人

29. 下列不属于动物源性的细菌是 （　）

A. 炭疽芽胞杆菌　B. 布鲁菌　C. 空肠弯曲菌

D. 鼠疫耶氏菌　E. 百日咳鲍特菌

30. 下列不是乙型肝炎病毒传播途径的是 （　）

A. 注射或输血　B. 手术器械　C. 呼吸道

D. 垂直传播　E. 密切接触

四、问答题（第1、2、3题分别为5、7、8分，3题共20分）

1. 某严重外伤的病人就诊后，为预防破伤风应如何处理？
2. 针对人类免疫缺陷病毒（HIV）的传播途径，提出综合性的防治原则。
3. 简述血吸虫的生活史及其致病作用。

（齐永长）

附录二　阶段性测试题参考答案

阶段测试题（一）

一、名词解释

1. 在一定条件下，病原菌突破机体防御功能，侵入机体，与机体相互作用引起不同程度的病理过程称为感染。

2. 杀灭物体上所有微生物的方法称为灭菌。

3. 病原菌侵入血流并在其中大量繁殖，产生毒素，引起全身严重的中毒症状称为败血症。

4. 抗原（Ag）是指能与T、B淋巴细胞的抗原受体结合，促使其增殖、分化，产生抗体或效应T细胞并与之结合，进而发挥免疫效应的物质。

5. 超敏反应是指机体再次接受相同抗原刺激时引起的一种以生理功能紊乱或组织细胞损伤为主的病理性的免疫应答。

二、填空题

1. 混浊生长　沉淀生长　表面生长
2. 7.2～7.6　37
3. 专性需氧菌　专性厌氧菌　兼性厌氧菌　微需氧菌
4. 肽聚糖（黏肽）　磷壁酸　脂多糖
5. 感应阶段　反应阶段　效应阶段
6. 革兰阳性（G^+）　革兰阴性（G^-）
7. 寄居的部位改变　机体免疫功能低下　菌群失调　机会感染
8. 103.4　121.3　15～20　耐高温、耐高压、耐潮湿
9. 干扰细菌DNA的复制和转录　30～60　物体表面　空气
10. 免疫防御　免疫稳定　免疫监视
11. 皮肤黏膜屏障　血-脑屏障　血-胎屏障
12. 胸腺　骨髓　T　B
13. 疫苗　类毒素　预防
14. 毒力　侵入数量　侵入门户
15. 保护细菌（抗吞噬、抗药物等）　黏附作用（与致病有关）　具有免疫原性（可作为细菌鉴定和分型的依据）
16. 消毒剂的性质、浓度与作用时间　微生物的种类与数量　环境中有机物的存在
17. 病原学诊断　细菌的鉴定与研究　生物制品的制备　基因工程中应用
18. 免疫原性　抗原性
19. 中性粒细胞　单核细胞　巨噬细胞

三、单项选择题

1. C　2. E　3. A　4. C　5. E　6. C　7. D　8. A　9. D　10. C　11. D　12. E　13. E　14. C　15. C　16. C　17. A　18. B　19. C　20. C　21. B　22. D　23. C　24. C　25. E　26 E

27. B　28. C　29. C　30. B

四、问答题

1. 医院感染的危险因素主要有：①易感对象是医院感染的重要危险因素（如老年人、婴幼儿以及患有免疫功能缺陷与紊乱或其他基础疾病的患者）；②侵入性诊治手段的应用（如内窥镜、泌尿系导管等侵入性诊治手段）；③各种抑制、损伤机体免疫功能的治疗；④滥用抗生素；⑤环境污染严重。医院感染的防治原则：①加强卫生宣传工作；②彻底消毒灭菌；③严格隔离技术；④合理使用抗生素。

2. 人工自动免疫与人工被动免疫的区别：

区别点	人工自动免疫	人工被动免疫
输入物质	抗原（疫苗、类毒素等）	抗体（抗毒素、丙种球蛋白等）
免疫生效时间	慢，接种后 2～3 周	快，接种后立即生效
免疫维持时间	长，数月至数年	短，2～3 周
主要用途	预防	治疗或紧急预防

3. 如临床使用青霉素引起过敏性休克属于Ⅰ型超敏反应。其发生过程简述如下：当机体初次接触青霉素时，其降解产物（如青霉噻唑醛酸或青霉烯酸）与体内组织蛋白结合成为完全抗原，可刺激机体产生特异性 IgE 抗体。IgE 抗体能与肥大细胞和嗜碱性粒细胞表面的 IgE Fc 受体特异性结合，使之成为致敏细胞。当机体再次接触青霉素时，变应原与致敏细胞上的 IgE 特异性结合，使这两类细胞释放生物活性物质（如组胺等），导致毛细血管扩张，血压下降，甚至引起过敏性休克而造成患者死亡。

阶段测试题（二）

一、名词解释

1. 寄生虫的幼虫或无性生殖阶段所寄生的宿主称为中间宿主。

2. 医学节肢动物是指能通过骚扰、刺螫、吸血、寄生和传播病原生物等方式危害人类健康的节肢动物。

3. 病毒通过胎盘、产道及生殖细胞由亲代传播给子代的传播方式称为垂直传播。

4. 两种病毒感染同一细胞时，可发生一种病毒抑制另一种病毒增殖的现象，称为病毒的干扰现象。

5. 抗 O 试验是抗链球菌溶血素 O 试验（ASO）的简称。是用已知链球菌溶血素 O 抗原测定病人血清中抗链球菌溶血素 O 抗体含量，常用于风湿病的辅助诊断。

二、填空题

1. 脑膜炎奈瑟菌　呼吸道
2. 胃炎　胃和十二指肠溃疡
3. 结核菌素　Ⅳ
4. 梅毒螺旋体　人　性接触
5. 核心　衣壳
6. 非典型　严重急性呼吸综合征
7. 粪-口（消化道）　血液　表面抗原（HBsAg）（＋）　e 抗原（HBeAg）（＋）　核心抗体（HBcAb）（＋）
8. 粪-口（消化道）　脊髓灰质炎（小儿麻痹症）
9. 乙型脑炎病毒　接种乙脑疫苗

10. 巨细胞病毒　EB病毒
11. 医学蠕虫　医学原虫　医学节肢动物
12. 夺取营养　机械性损伤　毒性及免疫损伤
13. 传染源　传播途径　易感者
14. 乙型脑炎　丝虫病　疟疾
15. 小肠　回盲部及结肠　胆道系统　小肠　小肠　肝细胞和红细胞　阴道、尿道及前列腺
16. 肠热症　食物中毒　败血症
17. 血浆凝固　荚膜
18. 肝吸虫　肺吸虫
19. 猪　人
20. 阴道炎　尿道炎
21. 霍乱弧菌　副溶血性弧菌　霍乱　食物中毒
22. 结核分枝杆菌　麻风分枝杆菌

三、单项选择题

1. B　2. A　3. D　4. C　5. B　6. A　7. C　8. B　9. C　10. A　11. B　12. A　13. C　14. D　15. D　16. B　17. C　18. E　19. B　20. E　21. B　22. C　23. B　24. E　25. E　26. D　27. C　28. C　29. E　30. C

四、问答题

1. 在抢救并保证病人生命安全的前提下：①正确处理伤口（破坏厌氧环境）；②注射破伤风抗毒素（TAT）紧急预防（注射前应做皮肤过敏试验）；③注射抗生素抑制细菌的繁殖；④用镇静、解痉药对症治疗。

2. HIV主要传播途径有三种：①性传播；②血液传播；③垂直传播。针对这三种传播途径，可采取以下综合性防治原则：①加强卫生宣教工作，普及AIDS预防知识；②严格筛选献血员，加强对血液、血制品的检测与管理；③杜绝吸毒和性滥交；④阻断母婴垂直传播；⑤严格医疗器械的消毒灭菌，推广一次性注射器，防止医源性感染；⑥建立HIV感染的监测系统，加强对高危人群的监测；⑦加强国境检疫，严防国境传入。

3. 血吸虫生活史要点是：①成虫寄生部位：门静脉系统（肠系膜下静脉为主）；②感染阶段：尾蚴；③感染方式：经皮肤；④中间宿主：钉螺；⑤幼虫移行：皮肤（尾蚴）→血管（童虫）→肺→血管。其致病作用为：①尾蚴引起尾蚴性皮炎；②童虫移行引起的毒性及致敏作用（以肺部病变最为突出）；③成虫引起静脉内膜炎等；④虫卵引起的肝脏病变及肠壁溃疡病变（Ⅳ型超敏反应）最为严重。

（齐永长）

主要参考文献

1. 李凡，刘晶星．医学微生物学．7版．北京：人民卫生出版社，2008
2. 李雍龙．人体寄生虫学．7版．北京：人民卫生出版社，2008
3. 金伯泉．医学免疫学．5版．北京：人民卫生出版社，2008
4. 詹希美．人体寄生虫学．北京：人民卫生出版社，2005
5. 白惠卿，陈育民，安云庆．医学免疫学与微生物学．4版．北京：北京大学医学出版社，2008
6. 黄汉菊．医学微生物学．北京：高等教育出版社，2004
7. 肖运本．医学免疫学与病原生物学．上海：上海科学技术出版社，2006
8. 夏和先．病原生物与免疫学基础．南京：东南大学出版社，2006
9. 吕瑞芳．病原生物与免疫学基础．北京：人民卫生出版社，2008
10. 姚秀缤．病原生物与免疫学基础．北京：人民卫生出版社，2002

附录三：彩图

彩图 1　医学蠕虫卵形态（12 张）

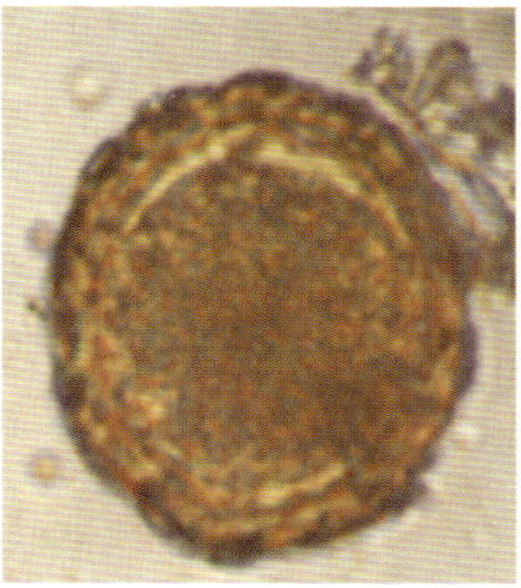

1. 受精蛔虫卵

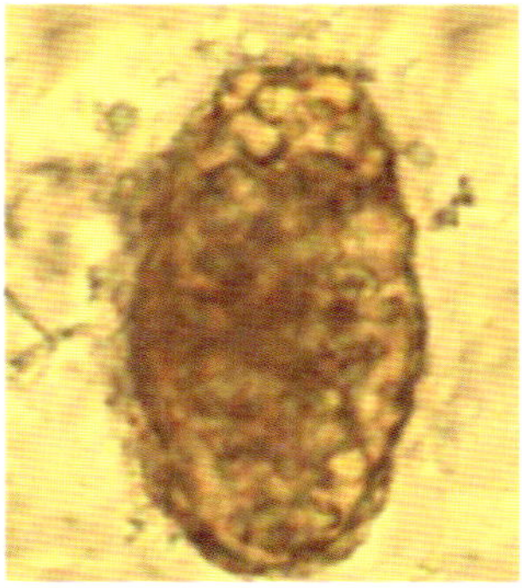

2. 未受精蛔虫卵

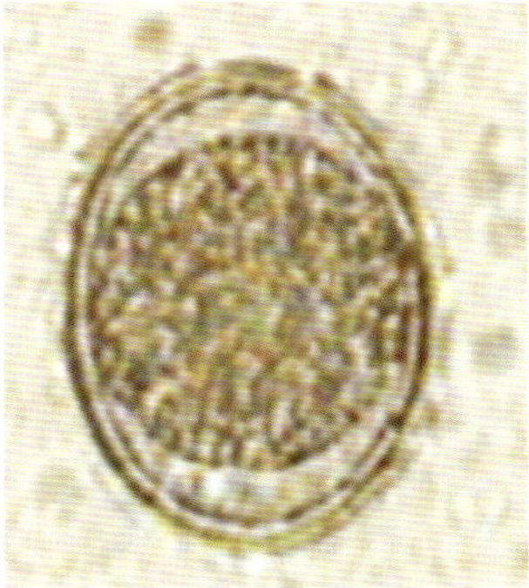

3. 脱膜受精蛔虫卵

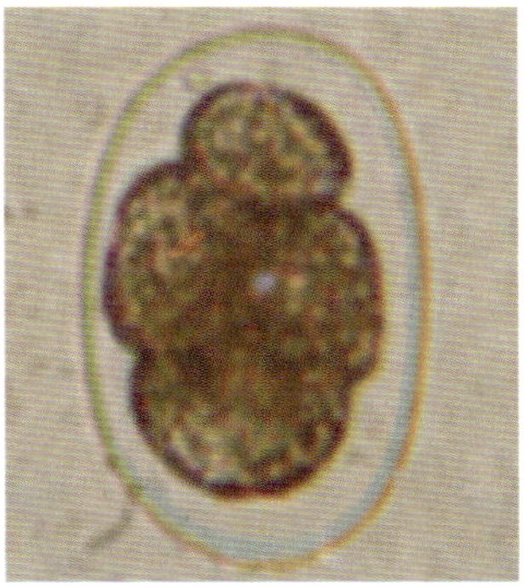

4. 钩虫卵（四核）

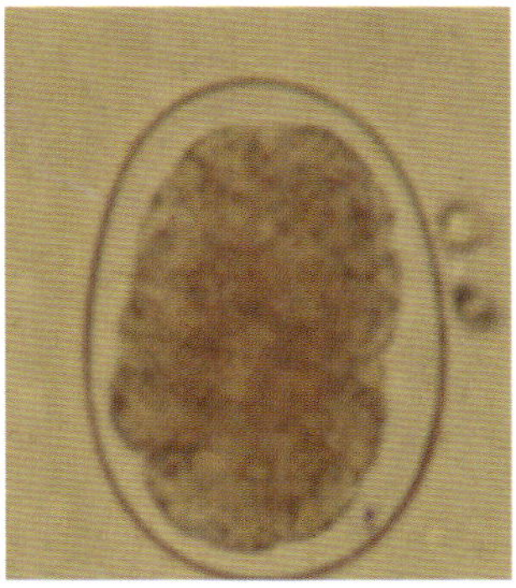

5. 钩虫卵（多核）

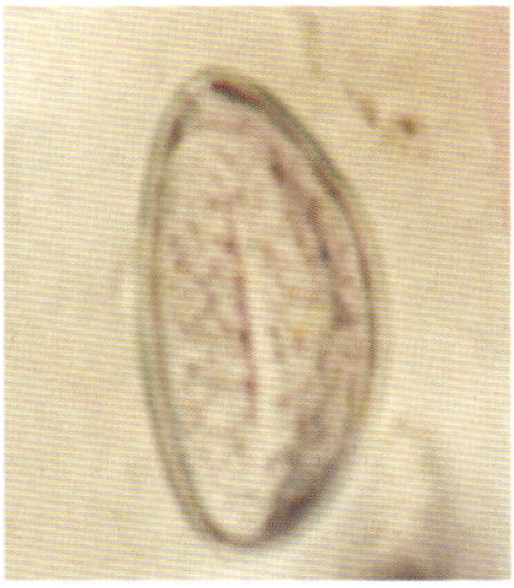

6. 蛲虫卵

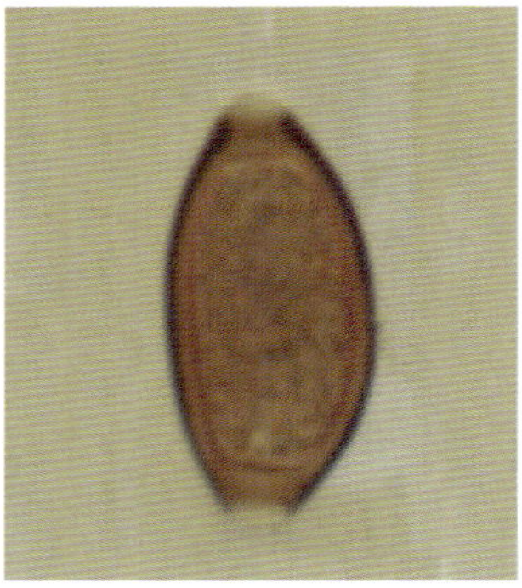

7. 鞭虫卵

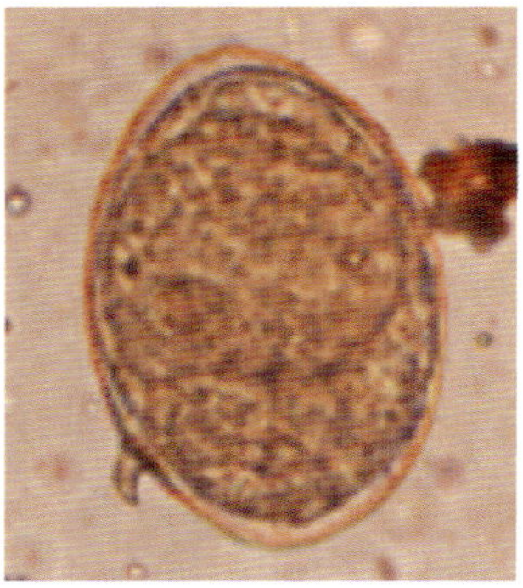

8. 日本血吸虫卵

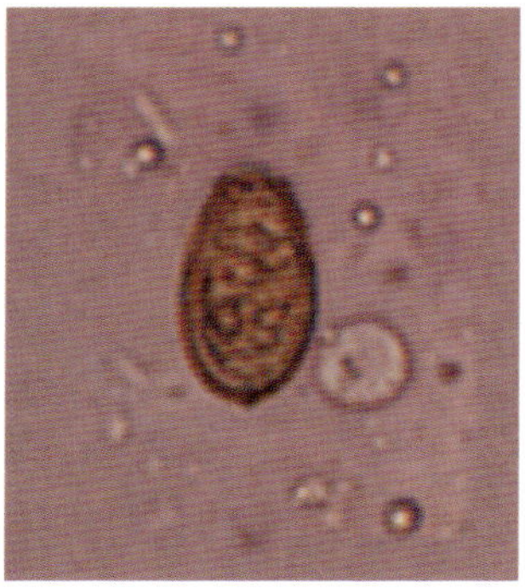

9. 肝吸虫卵

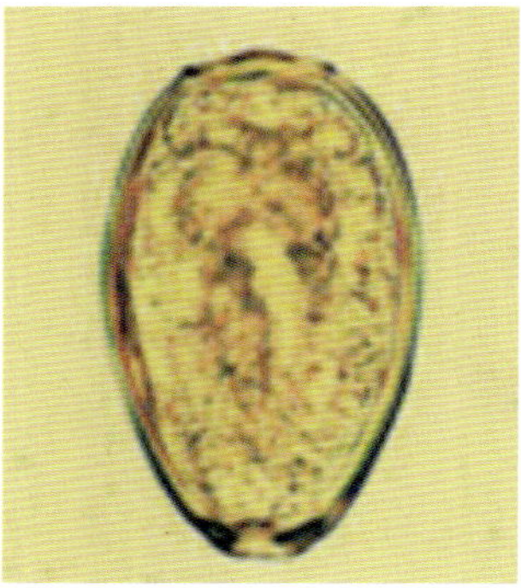

10. 肺吸虫卵

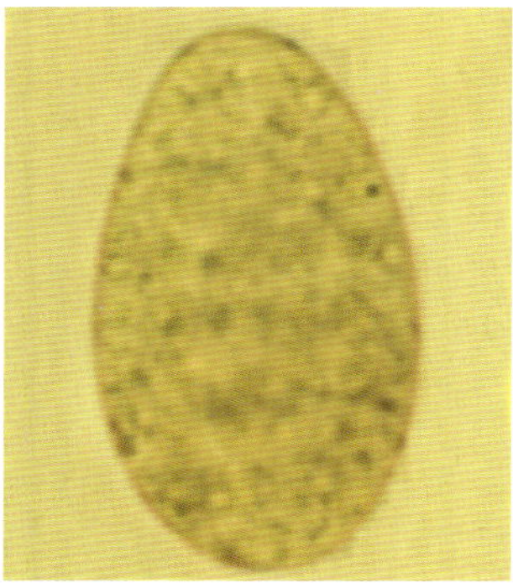

11. 姜片虫卵

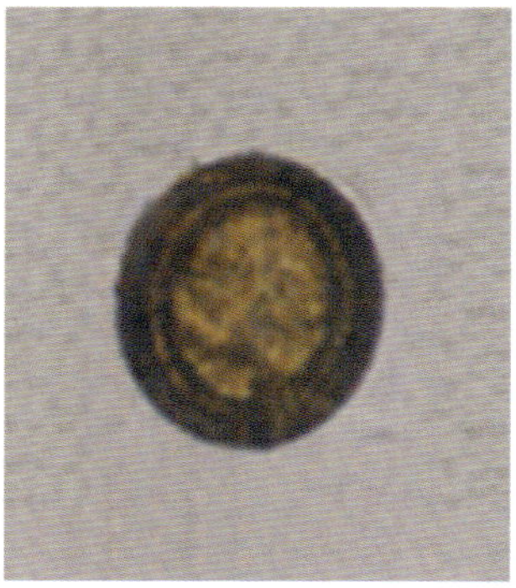

12. 带绦虫卵

彩图 2　医学原虫形态（10 张）

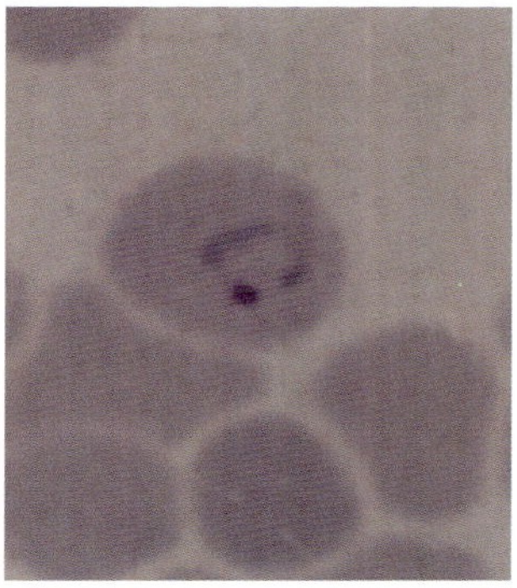

1. 间日疟原虫环状体

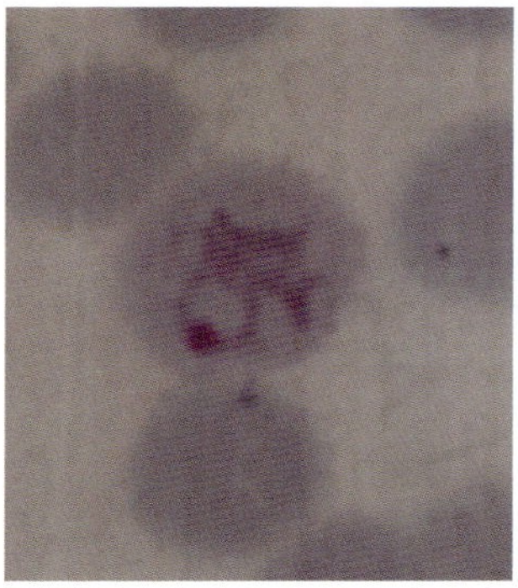

2. 间日疟原虫滋养体

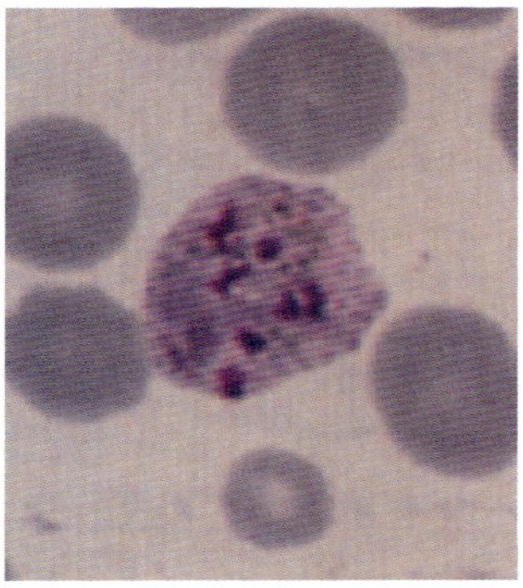

3. 间日疟原虫未成熟裂殖体

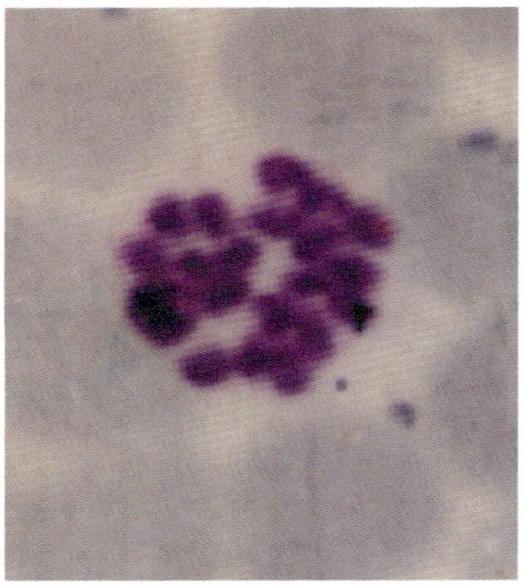

4. 间日疟原虫成熟裂殖体

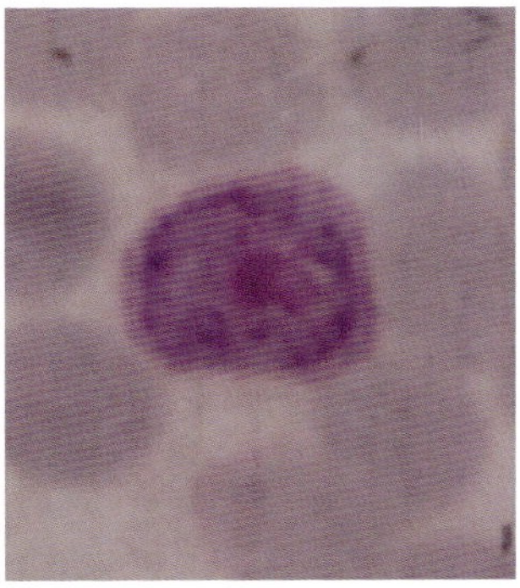

5. 间日疟原虫雄配子体

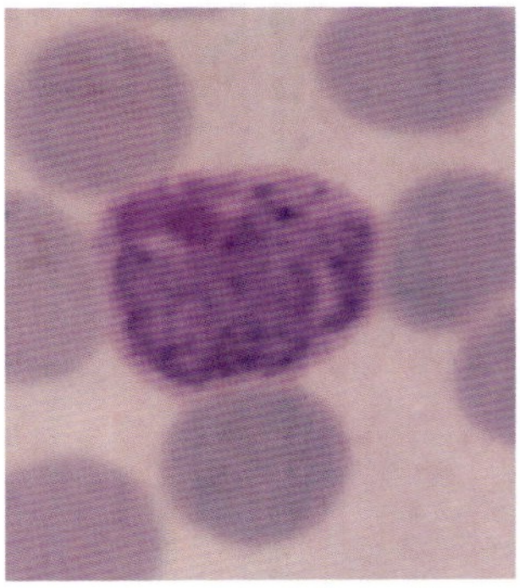

6. 间日疟原虫雌配子体

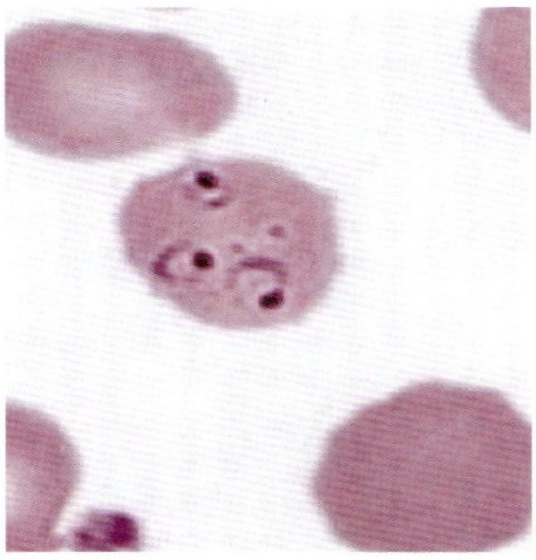
7. 恶性疟原虫环状体

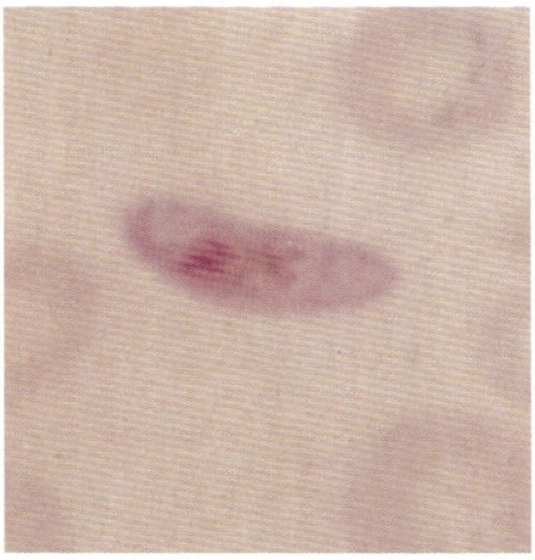
8. 恶性疟原虫雄配子体

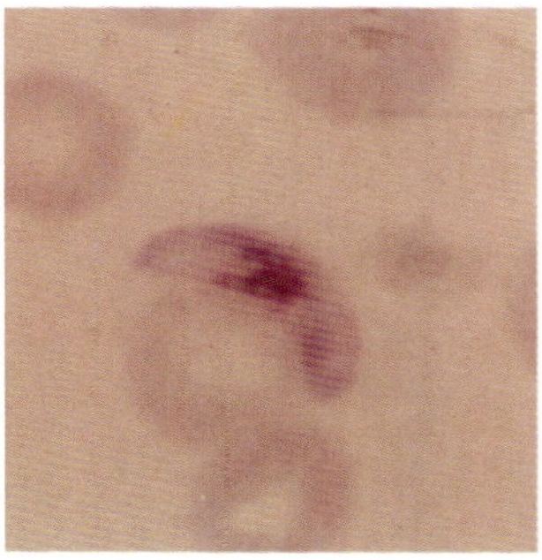
9. 恶性疟原虫雌配子体

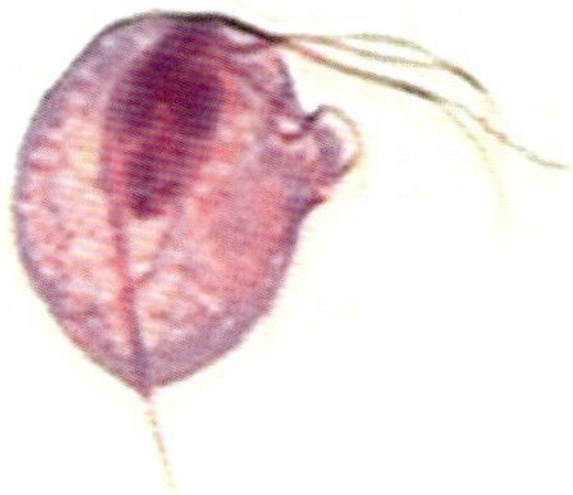
10. 阴道滴虫滋养体